♥

EMBRACE YOUR POWER

生命的重建
女性篇

找回你的内在力量

[美]露易丝·海 著　谢明宪 译

Louise L. Hay

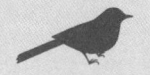

湖南文艺出版社　博集天卷

·长沙·

只 为 优 质 阅 读

好
读
Goodreads

现在是女人打破自我设限的时候了！
因为你的潜力远超过你的想象——

关于本书

本书可谓新旧兼具。这本帮助女性发挥真正潜力的书,融合了我之前的一些观念和许多新的想法。透过重温那些基本观念以及新的想法,我们为未来打造了坚实的基础。事实上,我们能为地球做的最大贡献,就是鼓励女性发掘她们的内在力量。如果女性无法发挥她们的潜力,这对所有人来说都是一种损失;反之,所有人都将咸受其益。

——露易丝·海

修订版编者按:为了反映时下的状况,我们对整本《生命的重建:女性篇》进行了小幅度的修改,更新了统计数据;但完整保留了露易丝女士的叙事风格和内容。

评论

✦ 澳大利亚的萨芬娜·侯赛因

无论男女,我都推荐这本书。这不是标准的"女人是伟大的,男人是垃圾"的书。这关乎挑战女性成长过程中的一些刻板印象,挑战其他人(男性和女性)灌输给她们的一些固有的落后行为。如果你欣赏肯定对结果的影响,你就会欣赏这本书。要真正从露易丝·海的《生命的重建:女性篇》一书中获益,我们需要做大量的自我工作。毫无疑问,你和我一生都会一次又一次地阅读这本书。

✦ 40岁独立女性杰西卡

这本书让我明白了为什么我的身体会受伤。这本书读起来很鼓舞人心,很有启发性。这本书是一个失去孩子的朋友推荐给我的,她读了这本书,这本书完全改变了她的思想、心灵以及如何看待自己的生活。我也觉得我需要对自己的身体负责。伟大的阅读。

✦ 育有一双儿女的克里斯汀

这是一本充满力量的指南,让你摆脱旧的限制,让你更接近于尊重真实的自我,成为最高的自我。

✦ 华裔中餐厅老板娘 玉

这本书写得很漂亮,就像所有的书一样,我取其所用,不取其余。可以说,我在这本书中发现了很多经常被"收起来"的自我。每天带着这么多的意图和目标走路是很困难的。然而,我知道我可以成为一个女人,带领其他女人成为她们最大的粉丝和最好的自己。

✦ 泰国青年女性读者 nathanya yo.

它读起来就像一种能量,一种进入你思想的力量,一种自我价值。如果你问我是否有必要读这样的书,让别人给你建议,我的建议是——读它,这会让你感觉更好。太好了。

◆ **韩国留学生查莉娜**

这本书告诉我如何成为一个女人。女人如何对待自己、男人、孩子等。这本书给了我作为一个女人的另一种观点,当我读这本书的时候,我还是一个年轻的女人,它教会了我如何在我的生活中迈出下一步。

◆ **中东女性读者 Isfp**

这本书让我很高兴成为一个女人,我喜欢把年龄与健康分开,这改变了我生活中的许多想法。

◆ **经历过中年危机的读者玛丽**

这是一本非常简单的女性指南,尽管它是许多年前写的,到今天仍然具有现实意义。我喜欢书中提出的肯定语,以及如何以不同的方式思考你可以和应该如何被视为女性。

✦ 法裔电台主播达娜

这本书帮助我们更多地了解了女性是如何被限制为照顾者的，把自己放在一个盒子里，为了让别人舒服而变得渺小，感受恐惧并让它阻止我们。露易丝给了我们肯定的话语，让我们有能力打破世代的诅咒，以及我们从怀有善意的前辈女性那里学到的东西。我将一遍又一遍地翻阅这本书。

序言

请记住,所有的老师都只是你成长过程中的垫脚石,包括我在内。我不是治疗师;我没有治疗任何人。我只是在此与你分享一些想法,帮助你发掘自己的力量。我鼓励你多方面地阅读,跟许多老师学习,因为没有一个人或知识体系可以涵盖一切。生命太广阔了,我们根本无法完全了解它;况且生命本身也在不断地成长、扩展,呈现出它更多的样貌。因此,你应该撷取本书中你觉得最好的部分,吸收它,运用它,然后继续向其他老师学习。总之,你要持续地扩大及加深你自己对于生命的理解。

所有的女性,包括你和我,从童年开始就一直受到羞辱和指责。我们受到父母和社会的制约,我们的想法和举止都依循特定的方式来符合女性的身份,同时也带来了各种规矩和挫折。我们有些人对于扮演这样的角色感到非常满足;但也有许多人为此感到不满。

人生是一连串的起起伏伏，包括学习过程中的种种经历，以及成长进步的各种阶段。而现在，我们正处于美妙的进化阶段。长久以来，女性完全受制于男人的想法和信念体系。我们被告知可以做什么、什么时候做，以及该怎么做。记得小时候我就知道女人要走在男人的后面两步，仰望着他并且问："我现在该想什么？我现在该做什么？"尽管没有人真的叫我这样做，但我看见母亲这样做了，我也就跟着模仿。母亲的成长背景教导她要对男人完全服从。因此她认为男人虐待女人是正常的，于是我也跟着接受这样的行为和信念。这完美地说明了我们如何习得自己的模式——接受并重复父母的行为和信念。

很久之后我才了解到，这样的行为并不正常，也不是身为女性的我应受的对待。随着我逐渐改变自己内在的信念体系——我的意识——我开始建立自我价值和自尊；同时我的外在世界也开始产生变化，我不再吸引那些强势且有虐待倾向的男人。对女性来说，内在的自我价值和自尊是最重要的特质。如果欠缺这些特质，我们就必须培养它们。若我们的自我价值是坚定的，我们就不会屈居于低位和受虐的角色。唯有我们接受并相信自己是"不好的"或一文不值时，我们才会任人践踏。

现在，我想把工作的重点放在帮助女性充分发挥她们的潜能，以及帮助她们在这世界上真正得到平等的地位上。我希望帮助每个女人爱自己、拥有自我价值和自尊、在社会上处于重要的地位。这并不是要降低男人的重要性，而是真正实现性别之间的"平等"来使所有人受益。当你继续阅读并运用这本书时，请记住：改变信念和态度是需要时间的。那么，需要多久呢？你可能会问："我们能多快理解并接受新的想法？"这其实是因人而异的。因此，不要对自己的进步设限。只要尽最大的力量去做，宇宙自然会用它那无限的智慧指引你朝正确的方向前进。只要一步接着一步、一刻接着一刻、一天接着一天地付诸实践，我们就能达到自己想要的目标。

目录
contents

第一章
女性觉醒时刻
你本来就有力量 / 001

第二章
逃离营销陷阱
别让广告摧毁你的自信 / 011

第三章
如何获得正向能量
从改变消极信念开始 / 017

第四章
你与自己的关系
就是你有多爱自己的关系 / 065

第五章
给孩子最好的教育
是以身作则地爱自己 / 075

第六章
健康除了养生之外
还请照顾心里的伤 / 087

第七章
关于爱情
不能让它成为一种歧视 /113

第八章
你强他就弱的性骚扰
请别保持沉默 /119

第九章
如何优雅地迈入老年
请先停止你悲观的假想 /139

第十章
善用金钱技巧
打造无虞未来 /165

第十一章
女性联盟
建立互助团队可以滋养成长 /177

附录 /203

现在是我们开始创造
我们所渴望的平等世界的时候了

第一章

**女性觉醒时刻
你本来就有力量**

让你见识一下女性在过去是如何被设定的完美例子。这是我偶然在一本二十世纪五十年代的高中家政课本中看到的一段摘录,以下内容千真万确!

(一)准备好晚餐:要事先做好规划,甚至前一晚就得安排好要做什么饭,并准时做好美味的一餐。这是一种让丈夫知道你一直将他放在心上、关心他的需求的方式。因为大多数男人回到家时都已饥肠辘辘,一顿美味的晚餐是他们所需的热情欢迎仪式的一部分。

（二）打扮自己：花十五分钟休息。这样丈夫回家时，你才能显得神采奕奕。补个妆、头发上系条丝带，让自己看起来干净清爽。他刚与许多工作疲惫的人在一起，可能需要振奋一下这乏味的心情，因此你得让自己变得愉快和有趣一些。

（三）整理家中的脏乱处：在丈夫回到家之前，再次巡视一下家里主要的地方，收拾好孩子的课本、玩具、纸张等，然后用抹布擦好桌子。这会让你的丈夫感觉回到舒适又有序的避风港，同时也会为你自己带来好心情！

（四）注意孩子的仪容：用几分钟的时间给孩子洗手洗脸（如果他们还小的话）、梳理一下他们的头发，必要时给他们换件衣服。孩子是家里的小宝贝，丈夫会想看到他们干净可爱的模样。

（五）减少噪声：丈夫回到家时，把洗衣机、烘干机、洗碗机或吸尘器等会发出噪声的家电关闭，并敦促孩子保持安静。用温暖的笑容迎接丈夫，让他感受到你见到他时的喜悦之情。

（六）禁忌：别丈夫一回到家，就向他投诉问题或抱怨。就算他晚点回家吃晚饭，也不要抱怨。因为相比于他一整天可能经历的种种事情，这一点根本微不足道。要让丈夫感觉舒适，让他坐在舒适的椅子上，或问他要不要在卧室躺着休息一下。为他准备一杯冷饮或热饮。整理他的枕头，主动帮他脱鞋。用低声、温柔、舒缓又愉悦的声音与他交谈，让他能放松及纾解压力。

（七）听他说话：虽然你有许多事想告诉丈夫；但他才刚回到家，此时并不是说这些事的恰当时机。要先让他说话。

（八）让晚上成为他专属的时间：倘若丈夫没带你外出吃饭或安排其他愉快的娱乐活动，也绝对不要抱怨；相反地，要试着去理解他的紧张和所承受的压力。他需要纾解压力和放松。

如果上述的任何一件事是你心甘情愿做的，那也没有什么不对。可是要知道，过去几乎所有的年轻女性都被设定好，她们必须完全否定自己来取悦丈夫。因为这是一个

"好女人"该有的样子。这对男人来说是好事；但对女人来说可就没那么好了。如今，我们女人必须重新思考自己的人生。我们可以借由学会质疑一切，甚至是透过质疑那些看似稀松平常的事——烹饪、打扫、照顾孩子、跑腿、当司机等——来重新塑造自己。我们必须重新检视自己长期以来习惯性地做的任何事情。我们的余生难道要过得跟以前一样，随着时间流逝生活却只有些许变化吗？

支持女性成长并不意味着要贬低男性。对男性进行抨击同骚扰女性一样不可取，我们不希望事情演变成这样。因为这种行为会使大家都陷入僵局，而我觉得我们已陷入这种僵局够久了。将人生的所有问题归咎于自己、男人或社会并不能解决问题，而只会使我们继续感到无奈。指责永远是没有力量的做法。事实上，我们能为世上的男人做得最好的事，就是不再做受害者，并开始有条不紊地行事。因为每个人都会尊重那些有自尊的人。

我对男性和他们在生活中面临的苦处深表同情。毕竟他们也受困在自己的角色中，承受着巨大的负担和压力。从小时候开始，男孩就被教导不能哭泣或表达情绪；他们被教导要克制自己的情感。在我看来，这是在虐待和折磨孩子，也难怪成年后的男性会表现出如此多的愤怒。此外，大多数男人都会因为缺乏良好的父子关系而感到遗憾。如果你想看男人哭泣，只需要给他一个安全的地方让他谈谈自己的父亲。通常，当男人谈到父子之间未说出口的事，以及他们多么希望自己的童年能有所不同时，就会涌上许多的悲伤。事实上，他们多么希望能从自己的父亲口中听到，他们是被爱和有价值的。

作为一种文化，女人已经被洗脑并相信了为了成为"好"女人，我们必须把别人的需求置于自己之上。我们中的许多人一生都在迎合社会或他人的要求，而不是活出自我。很多女性觉得自己是出于义务而"不得不服务"别人，因此往往会有很深的怨恨。难怪有那么多女性感到身心俱疲。职业妇女通常有两份全职的工作：一份在办公室；另一份回家后才开始——照顾家庭。然而要注意的是，自我牺牲会摧毁那个牺牲的人。

我们不必因为想休息才生病。我认为女性的诸多疾病是获得休息时间的一种理由。这是许多女性容许自己休息的唯一借口。因为她们非得卧病在床才会甘愿休息。

我们女性必须明白——真正地知道——我们不是二等公民。这是社会部分人士不断在传播的一种谬论，这完全是无稽之谈！灵魂没有尊卑之分；灵魂甚至没有对性别的认同。我们必须学会重视自己的生活和能力，就如同我们被教导要重视他人一样。现在是我们该放下愤怒和指责、受害者心态和无力感的时候了，现在是我们女人承认及主张自己的力量的时候了，现在是我们开始创造我们所渴望的平等世界的时候了。

当我们女人学会积极地照顾好自己、拥有自我尊重和自我价值时，所有人的生活都会朝着正确的方向出现巨大的飞跃。两性之间将会有爱和尊重，男女都会彼此赞赏。我们将会明白，每个人的资源都是充足的，我们可以互相祝福及共同繁荣。我相信，我们可以创造一个彼此相爱、幸福又完整的安全世界。

长久以来，我们女人一直希望能对自己的人生有更多的主宰权。而现在，我们有了实现自己所有可能性的机会。没错，现在男女在收入和法律权力方面仍有许多的不平等。我们目前仍只能接受法庭上的现状。事实上，这些法律都是为男人制定的。在法庭上人们甚至会讨论在强奸案中男人做出什么事是合理的!

我想建议女性发起一场基层运动来重新修订法律,使法律对男女来说都是平等的。当女性团结一致时,我们就有巨大的集体力量。我们必须忆起自己的力量,这种集体的力量。女性团结在一个共同目标下所产生的集体能量是非常惊人的。一个世纪前,女性还在争取投票权;而如今,我们已经可以竞选公职了。

我鼓励女性竞选政治职位。我们应该参与政治——这是我们的开放领域。在政治领域,不存在企业界的种种限制。若想塑造平等的支持女性的法律和政府,我们就必须进入这些领域。我们可以从基层开始。我们并不需要长期的培训才能踏上政治之路。对女性来说,政治生涯是有强大影响力的领域。

你知道吗?一九三五年,安娜·埃莉诺·罗斯福[1]在国会

---

[1] 安娜·埃莉诺·罗斯福(Anna Eleanor Roosevelt,1884—1962),美国第32任总统富兰克林·罗斯福的妻子。第二次世界大战后她出任美国首任驻联合国大使,并主导起草了联合国的《世界人权宣言》。——如无特殊说明,本书脚注均为译者注

推动一项法案,规定每一栋新建的房子都必须有室内卫生间。许多男性国会议员反对此举,他们说:"要是每个人都能有卫生间,我们要怎样分辨富人和穷人?"如今,我们理所当然地享有室内卫生间,却不知道曾经有一位强大的女性是怎样在国会中奋力争取,才使这一措施成为一项法案。当女性团结起来时,我们便能移山倒海,让这世界成为更好的居住地。

我们已走过相当漫长的路,我们不该忘记这一点。在殖民时代,男性是家中不容置疑的统治者,妻子、孩子或仆人有任何的不服从,都可能遭受鞭打的惩罚。在十九世纪五十年代,没有任何一个端庄贤淑的女人能允许自己享受性爱。是的,我们已取得相当大的进步,并且正在进入新的进化阶段。我们有许多要做和学习的事。现在,女性有了新的自由疆界。我们必须为所有的女人,包括独居女性,提供有创意的新解决方案。

我们必须知道——真正地明白——
我们女人原本的样子就已经够好了

第二章

**逃离营销陷阱
别让广告摧毁你的自信**

♥

  广告界以女人为目标,利用女性自尊心不足的心理来诱使我们购买其产品。大多数广告传达的基本信息是:"你不够好……只有购买我们的产品才能得到改善。"我们之所以允许广告商以我们为目标,是因为我们相信自己有什么问题需要解决。我们必须别再相信他们企图让我们感到自卑的那一套做法。

  广告商喜欢抨击我们的身体。我们从社会接受了对自己的身体的负面看法,并受到那些针对女性的"你不够好"的广告的不断轰炸,难怪我们大部分时间都不爱自己的身体。试问我们有多少人能真心地说我们爱自己的肠道？我们连接受自己的鼻子和臀部都已经困难重重了。我很想知道，我们到底是在什么时候学会将自我价值与自己的身体相提并论的。婴儿从来不会因为臀部的大或小而觉得自己不够好！

身为易受影响的少女，我们不断地受到广告的轰炸；它们试图削弱我们的自尊，让我们觉得只有购买某个产品才能变得吸引人或被他人接受。这就是为什么在我们的社会中，少女这一群体看起来是最没有自尊的。在许多情况下，这种低自尊会持续到成年。有些公司喜欢针对少女打广告，因为他们知道，只要让那些低自尊的少女上瘾，就有很大的机会使她们成为终身客户。而我们怎么能容许他们对我们的孩子做这种事呢？

我前几天听到一个三岁的女孩说："我不想穿这条裙子，它让我看起来很胖。"十岁的女孩子们在节食。我们的校园里患有厌食症和暴食症的学生激增。我们对自己的孩子做了什么？若你已为人母，请向自己的女儿说明广告是如何利用她们的。你们可以一起剖析广告，并让孩子指出广告中的操纵手法。及早教育她们，使她们有能力通过理性的选择来生活，并能主动地行动而不是被动地做出反应。

你是否注意到，许多女性杂志会在同一期刊登最新的减肥饮食和高热量的甜点食谱？它们在向我们传递着什么样的信息呢？让自己胖一点，然后减肥；胖一点，再减肥。难怪这么多女性会陷入反复发胖再节食的循环中。事实上，我们不可能做到像每个广告和媒体讯息中所说的那样好。下次看到广告时，要以批判的眼光来看待它。那些刊登广告的厂商传达给你的真正讯息是什么？他们想要让你感到自卑或不够好吗？他们向你展示了一个不可能达成的梦想吗？开始嘲笑你所看到的广告，它们就无法再对你产生影响了。这些别有用心的广告是另一种控制和支配女性的方式。我们必须尽一切所能取回自己的力量。

我希望看到这样的运动开始出现：每当看到侮辱女性智商的广告时，我们不是看着自己说"要是我的臀部看起来像她们的那样就好了"之类的话，而是坐下来写一封电子邮件或在社交媒体上发帖子，或是寄一张明信片给那家公司，告诉他们："你们竟敢用这种欺骗的营销手法，我再也不会买你们的产品了！"如今有许多实例显示这样的改变正在大规模地发生，比如有些广告商会宣传自己没有使用特效或修图，并选择各种身材的女模特。最重要的事实是，只要我们女人拒绝那些负面的、操纵性的广告，并只购买那些在广告中支持女性的公司的产品，那么广告和产品就会开始改变。而这种事情正在发生。

我们往往会因为觉得"噢，我只要拥有那个就没问题了"而买了许多东西。可是，我们的想法又总是回到那个旧有的信念："我们不够好，我们不够好。"我们必须知道——真正地明白——我们女人原本的样子就已经够好了。

与一群朋友一起浏览任何一本女性杂志，并检视里头的文章和广告。注意你所看到的内容和其中的隐性讯息。我们女人必须擦亮眼睛，竖起耳朵。这些广告到底在向我们展示什么？它们真正说的是什么？那些刊登广告的厂商试图怎样控制我们？

我们来认真思考这个问题！

唯一能伤害你的身体或环境的力量，
就是你自己的想法和信念。
而这些想法和信念是可以改变的

第三章

如何获得正向能量
从改变消极信念开始

♥

　　如你们许多人所知，我一直都相信，我们的想法、所说的话和抱持的信念具有非常强大的力量。它们塑造了我们的体验和生活。仿佛每次我们想一个念头或说一个字，整个宇宙都在倾听并回应着我们。因此，如果生活中有什么不满意的地方，我们是有能力加以改变的。因为我们拥有思想和话语的力量。当我们改变自己的想法和话语时，我们的体验也会随之改变。无论我们来自何方，无论我们有过多么艰辛的童年，我们都能在今天做出积极的改变。这是一个强而有力、令人摆脱束缚的观念；只要相信它，它就会成为我们的事实。对我来说，这就是处理所有问题的第一步。我们先在心灵上做出改变，接着生命会按照我们的心灵状态予以回应。

我们最常做的一件事就是活在过去。事实上，我们此刻所经历的一切，就是我们过去的想法和信念所造成的结果。因此，如果生活中出现了不如意的事，我们可以选择为未来重新创造经历。刚开始改变思维时，我们或许不会立即看到许多积极的效果；但随着我们保持新的思维模式，我们会发现明天的不同。如果希望明天能有好的体验，我们就必须在今天改变自己的思维模式。因为今天的想法创造了明天的体验。

许多人问我："我身边总是有一群负面的人，我要如何保持正向的思维呢？"当我与那些说负面话语的人在一起时，我会默默地对自己说："这对你们而言可能是真的，但对我来说不是。"有时候我甚至会大声地说出来。这种观点是，我坚持自己的积极信念，但同时允许他人尽情地表达他们的负面想法。当然，我会尽量避免与那样的人接触。

你也可以问自己"为什么我身边总是出现负面的人?",要记住,我们无法改变别人,我们能改变的只有自己。当我们的内在改变以后,周围的人也会对这种改变做出反应。我们能做的最重要的一件事,就是改变自己的思维模式。无论我们有多忙碌或工作有多辛苦,我们都仍在思考,没有人能干涉我们的想法。

我希望我们所有人都能将"神经肽"这个词纳入自己的词汇表中。这个词是坎达丝·毕比·珀特[1]在研究大脑的功能时创造的。它指的是,每当我们有一个想法或说一句话时,就会有"化学信使"在我们全身上下流动。若我们的想法是充满愤怒、带有批判性或挑剔的,它们产生的化学物质会抑制我们的免疫系统;而若我们的想法是充满爱心、带来力量和正向的,这些信使就会携带另一种化学物质来增强免疫系统。科学终于证实了我们许多人早就知道

---

[1] 坎达丝·毕比·珀特(Candace Beebe Pert,1946—2013),美国神经科学家和药理学家。

的事实——身体与心灵是有联系的。这种身心之间的交流从未停止过，心灵会不断地将你的想法传达给身体的每个细胞。

因此，我们无时无刻不在有意或无意地选择健康或不健康的想法，而这些想法会影响我们的身体。一个想法本身或许对我们的影响不大；可是我们每天会产生超过六万个想法，而这些想法的影响会逐渐累积起来。有害的想法会毒害我们的身体。如今科学已经证实，我们不能让自己陷入负面的思维中。因为这会使我们生病，甚至危及我们的生命。

有很长的一段时间，我并不了解"我们是一体的，我们生而平等"这句话的意思。它似乎毫无道理。因为我看到世间有富裕和贫穷、美丽和不吸引人、聪明的人和愚蠢的人，还有各色各样的人种和宗教信仰，人生观也大相径庭。人与人之间似乎存在太多的差异，我们怎么能说他们生而平等呢？

后来，我开始逐渐理解，终于明白了这句话的意思。

我要将这新一层的理解归功于凯洛琳·梅斯[1]这位作家和讲师。你看，我们的想法和说出的话都平等地对所有人的身体造成影响。每次我们有一个想法或说一句话时，神经肽（那在我们全身上下流动的化学信使）都会以同样的方式影响着我们。一个对美国人的身体有害的负面想法，同样也对中国人或意大利人的身体有害；愤怒会毒害基督徒的身体，同样也会毒害犹太教徒和穆斯林的身体。不论男人或女人、同性恋或异性恋、孩童或老人，都会平等地对我们的思维所产生的神经肽起反应。

无论我们生活在哪个国家，宽恕和爱都能疗愈我们。地球上的每个人都必须先疗愈自己的心灵，才能获得身体上的永久疗愈。我们来到这个世界是为了学会宽恕及爱自己。无论身居何处，没有人躲得了这些人生功课。你是否在抵制这些人生功课，坚持自以为是并充满了怨恨？你是

---

[1] 凯洛琳·梅斯（Caroline Myss，1952— ），美国作家，出版了10本关于神秘主义和健康的书。

否愿意宽恕他人和自己？你是否愿意爱自己，并进入生命的丰盛与圆满？这些是人生的功课，它们都平等地影响着我们每一个人。我们是一体的，我们生而平等。爱可以疗愈我们所有人！对那些准备好在更深的灵性层面下功夫的人，我强力推荐阅读凯洛琳·梅斯博士的《慧眼视心灵》(*Anatomy of the Spirit: The Seven Stages of Power and Healing*)，该书有非常令人震撼的内容。

那么，你现在有什么样的想法？现在有什么样的神经肽在你的身上流动？你现在的思维是使你生病还是保持健康？

我们有太多人深陷在自己打造的自以为是的愤慨和怨恨的牢笼中。我们尚不明白的是，责怪会给责怪者带来比被责怪的人更严重的破坏力。因为那些携带着责怪的想法在全身流动的神经肽会慢慢地毒害我们的细胞。

此外，我们也必须清楚地知道，我们的小我总是想让我们一直处于被奴役和不快乐的状态中。小我是我们心里的一种声音，它总是告诉我们："再吃一口吧！再喝一口吧！再抽一口吧！再做一次吧！"可是我们并不是我们的身体，我们不是我们的思想，我们也不是我们的小我。相反地，身体是被我们拥有的，我们是那产生思想的思考者。因此只要我们的自我价值和自尊够强大，我们就绝不会屈服于小我的声音。事实上，我们远远比自己所认为的更加强大。

现在，请站起来。带着这本书，走到一面镜子前。注视着自己的眼睛，大声地对自己说："我爱你，现在我要开始在生活中做出积极的改变。每一天，我都会提高自己的生活质量。我可以安心地追求快乐和满足。"重复对自己这样说三到四次，并在每次之间进行吸气。说这些正向的肯定语时，留意有什么想法充斥在你的脑海中。事实上，它们只是旧有的喋喋不休。你只需对它们说："谢谢你的分享！"你可以接纳这些负面想法的存在，但不要赋予它们力量。从现在开始，每次看到镜子，就注视着你的眼睛对自己说一些正向的话。如果时间很紧迫，只需对自己说："我爱你。"这个简单的练习将在你的生活中产生巨大的效果。不信的话，你不妨一试。

答案就在我们心中

牢记这一点非常重要：我们的想法和话语会成为我们的体验。因此，我们必须留意自己的思维和说话模式，从而能够根据我们的梦想来塑造自己的人生。我们可能叹息地说："噢，真希望我能拥有或做到……"或"真希望我能成为……"但我们似乎没有使用那些真正能使这些愿望成为现实的话语和思想。相反地，我们预想了最糟糕的景象。我们有的都是负面的想法，却还搞不清楚为什么自己的生活总是不尽如人意。

我们想找到自己的内在资源和宇宙的联系———一切生命的伟大核心源头。我们想找到并运用我们的内在核心。事实上，我们的内在都有一座充斥智慧、平安、爱和喜悦的宝库，而它离我们只有一次呼吸的距离。我相信，我们每个人的内心深处，都有一口能无限地汲取平安、喜悦、爱和智慧的井。我之所以说只有一次呼吸的距离,是因为想要与它连接,我们只需要闭上眼睛深深地吸一口气,然后对自己说:"我现在要去内心那拥有无限智慧的地方,我要寻找的答案就在我的心中。"

我们所有问题的答案都已经在我们的心中,我们只需要找时间去连接即可。这就是冥想的价值和重要性。它使我们平静下来,从而倾听自己的内在智慧。我们的内在智慧是我们与整个生命之间最好的直接联系。我们无须追求内在智慧的恩赐,而只需要创造机会让其来到我们的身边。那该怎么做呢?我们可以找时间安静地坐下来,然后深入自己的内心,找到那如山中深潭般的深沉和宁静。我们可以在冥想中找到喜悦。我们可以与那源源不绝的爱之井连接。这一切都在我们的内心,没有人能从我们的身上夺走这些宝藏。

我们应该在自己的内心探索新的深度,并为自己的生活方式做出新的决定。我们女人一直被设定为只能接受有限的选择。许多已婚的女性(单身的女性也是)觉得自己已经没有了选择，因而感到非常孤独。她们放弃了自己的力量。她们做的就是我曾经做的——她们指望某个男人或导师给出所有的答案，或试图成为女超人——独自完成一切，而不是寻求支持或深入自己的内在。为了让生活有所改变，我们必须先在心中做出新的选择。一旦我们改变了自己的思维，外在世界自然会对我们产生不同的回应。

所以，请你进入内心，并改变自己的思维。与你的内在宝藏连接，并且运用它们。当我们与内在的宝藏连接时，我们便能用自己丰盈的内在来丰富生命。因此每天都要与你的内在宝藏连接。

给自己时间去倾听内在的智慧是非常重要的。如果每天不找时间冥想，没有人能完全接触到内在的丰富知识。冥想是我们能做的最有价值的事。没有人比我们更了解自己的生活，或比我们的内在更了解什么是对我们最好的。倾听你自己的声音，它永远会以最适合你的方式引领你度过人生！

我们来创造丰富的内在空间，让你的思维成为你最好的朋友。大多数人总是一遍又一遍地重复着同样的想法。别忘了，我们平均每天有六万多个念头，其中大多数和前一天的，以及更早的想法相同。我们的思维可以加深负面的固有模式，也可以成为开启新生活的基础。因此每天都要有新的思维和有创意的想法，并思考旧事情的新方法。

我们的意识就像是花园。不论是家居的花园，还是心灵的花园，最重要的一件事就是培养优质的土壤。先从清除所有的杂草、石头和杂物开始，接着加入堆肥和改良剂均匀地混合。当你种下植物后，它们将会长得又快又漂亮。我们的心灵也是如此。若想让你的肯定语迅速成长，就先清除你所有的负面想法和信念，然后种下好的信念，一些真正美好、正向的想法。只要你对人生想拥有的事物予以肯定，就没有任何事能阻挡你。你的思想花园将会获得最丰盛的成长。

克服恐惧

由于在成长过程中,被教导要成为照顾者和服务者,必须把他人的需求摆在第一位,许多女性欠缺足够的自尊和自我价值。我们非常害怕被抛弃,担心失去一切,并且缺乏安全感。我们在成长过程中,不是被教育"相信自己能照顾自己",而是被灌输"只要照顾他人就好"。一旦女性离了婚,她们就会感到恐惧;如果她们还带着年幼的子女,情况就更加糟糕。她们一遍又一遍地问自己:"我要怎样独自承担这一切呢?"

此外,我们也不得不在糟糕的工作、家庭环境和婚姻中忍气吞声,因为我们实在太害怕独自生活。许多女性不相信自己够好,她们不相信自己能照顾自己。但她们其实是做得到的。

对许多女性来说,成功也是非常令人害怕的事。她们不相信自己配得上拥有幸福或财富。因为当她们总是把自己摆在第二位时，就很难觉得自己配得上拥有这些。事实上，有许多女性害怕她们比自己的父亲更成功或赚更多的钱。

那么，我们该如何克服被抛弃或走向成功的恐惧？事实上，这两者是一体两面的。关键在于要学会相信生命本身的过程。生命是来支持我们的；只要我们愿意的话，它就会引领和指导我们。如果在成长过程中，总是被灌输罪恶感和被操纵，我们就会一直觉得自己"不够好"。如果在成长的过程中，我们总是相信人生充满了困难和恐惧，我们就不知道如何放轻松来让生命照顾我们。我们看新闻，然后相信这世界危机四伏。然而，我们都活在自己的意识法则之下——换句话说，只要我们相信某件事，它就会成为我们的现实。对别人来说是真实的事，未必对我们也是。如果我们只相信社会的那些消极信念，那么这些预期就会成为我们的现实，我们也就真的会经历许多负面的体验。

当我们学会爱自己时；当我们的思维改变时；当我们培养了自我价值和自尊时，我们就开始允许生命为我们带来一切美好的事物。这听起来好像很简单，事实其实就是如此。这就是真相。当我们放轻松并允许自己相信"生命是来照顾我的，我是安全的"时，我们就开始与生命一起流动。你要开始注意生活中的巧合事件。当你刚好遇到绿灯或绝佳的停车位时；当有人带来你正好需要的东西时；当你碰巧听见自己想要的信息时，要说"谢谢！"。宇宙喜欢感恩的人。你越感谢生命，生命就会带给你更多值得感恩的事物。

我真心相信，我受到上天的保护；只有美好的事物能进入我的生活；我是安全的。我知道自己够好，值得拥有一切美好的事物。我花了很多年的时间，进行了大量的研究才走到今天这一步。我已经释放掉一大堆的负面的东西。我从一个贫困，充满怨恨、恐惧等负面情绪的女人，转变为充满自信、与人分享生命的丰盛的女人。既然我做得到，你也一定可以！只要你愿意改变自己的思维。

要是所有人都知道，我们每个人都有两位守护天使一直与我们同在，那该有多好！这些天使是来帮助我们、引导我们的，但我们必须主动请求他们帮忙。他们非常爱我们，一直在等待我们的邀请。学会与你的天使建立联系，你就再也不会感到孤单。有些女性能看到她们的天使；有些能感受到他们；有些能听见他们的声音；有些知道他们的名字。我称呼我的两位天使为"伙计们"。我感觉他们是一起出现的。当我有不知如何处理的问题时，我就把它交给他们。"你们来处理吧！伙计们。我不知道该怎么办。"当好事发生或生活中出现巧合的事时，我会立刻说："谢谢伙计们，真是太好了！你们这次真的做得很棒，我真的非常感激。"天使也喜欢感激和赞美。请充分利用他们——这就是他们与你同在的原因。天使喜欢助人！

若要与自己的天使建立联系，请坐下来，静静地闭上眼睛，并做几次深呼吸。试着去感受，他们就在你的肩膀后方，一位在左，一位在右。感受他们的爱和温暖。请求他们现身，并允许自己去体验他们的保护。请他们帮助你解决某个困难，或解答某个问题。你可能立刻就感受到连接，也可能需要练习一段时间。但我向你保证：他们就在那里，并且他们爱你。没有什么好怕的。

确认我们的信念

现在我们来看如何消除或改变我们的消极信念。首先，我们必须找出这些消极信念。我们大多数人对于自己到底相信什么根本没有概念。一旦我们看出这些消极信念，我们就可以决定是否要让它们继续塑造我们的境遇。

列清单是找出自己的信念最快的方法。拿出几张大纸，在每一张的顶部写上"我对于（男性、工作、金钱、婚姻、爱情、健康、老化、死亡等）的信念"，针对生活中任何有意义的主题写下这句话，并使用另外一张纸来记录每个主题。然后开始列出在你写这些陈述时所浮现的想法。这个练习并非两分钟就能完成的事，完成它是需要时间的。你可以每天抽出几分钟的时间来做这个练习。不管你的想法看起来有多么愚蠢，都要记录下来。因为这些信念就是你生活中所依循的内在、潜意识的规则。除非你能看出自己持有的消极信念，否则你将无法在生活中做出积极的改变。有了自知之明，你便可以随时重塑自己，成为你想成为的人，并过上你梦寐以求的生活。

清单大致完成后，请从头到尾看一遍。将每个有益于你、支持你的信念用星号做标记，这些是你希望保留及加强的信念。将每个对你的目标有负面影响和损害的信念用不同颜色的笔打钩标记。这些信念一直在阻碍你发挥所有的潜力，它们是你希望抹除并重新设定的信念。

看着每个消极信念，问自己："我是否想让这个信念继续主宰我的人生？我是否愿意放下这个信念？"如果你愿意改变，就另外制作新的清单。将每个负面的肯定语（所有的信念都是肯定语）改写为正向的生活宣言。例如：你可以把"我与男人的关系一团糟"改写为"男人爱我又尊重我"；"我永远不会有出息"改写为"我是自信又有成就的女人"；"我不知道怎样找到好工作"改写为"生命为我带来完美的工作"；"我一直在生病"改写为"我是高大、强壮又健康的女人"。这些例子都来自我个人的经验。你也可以将每个消极信念转化为个人的新法则。创造你希望拥有的生活指南，并将每个负面的事物都转化为正向的。每天大声地朗读这些正向的话语。面对镜子朗读，它们会更快成真。因为镜子对于肯定语的宣告具有魔法般的力量。

肯定语：提供人生的新方向

肯定语必须永远使用现在时。请说"我有"或"我是"，而不是说"我将拥有"或"我想成为"。当肯定语用的是将来时时，结果就会停留在我们触及不到的"对岸"。

我们往往不会在繁忙的日程中抽出时间来对自己下功夫。有一个好方法是，和一个或几个朋友办读书会。每周安排一个下午或晚上来进行这项学习。大家可以一起制作清单、互相协助撰写肯定语，或者讨论本书的其他内容。几周的共同探索可以创造奇迹。你们会彼此学习。集体的能量非常强大。而你们只需要一个笔记本、一面镜子、一大盒面纸，以及一颗充满爱的敞开的心。我保证，无论读书会的规模如何，你们每个人都会更加了解自己，并提升生活的质量。

接下来，我们来问自己几个问题。诚实地回答这些问题，能为我们的人生指出新的方向：

◆ 我如何利用这段时间来让自己的人生尽可能达到最佳状态?

◆ 我对伴侣有哪些要求?

◆ 我认为我需要从伴侣那里获取什么?

◆ 我可以做什么来满足这些方面的需求?(不要期望伴侣为你做尽一切,那对伴侣来说是个沉重的负担。)

◆ 什么事情能使我满足？我如何自己满足自己？

◆ 没有人阻碍我时，我还有什么借口？

◆ 如果这辈子再也不会有伴侣，我会因此自暴自弃吗？还是我会创造美好的人生，成为其他女性的明灯？一个指引者（指出道路的人）！

◆ 我来人间学到了什么？我来人间教导了什么？

◆ 我如何与生命合作？

现在该是我们所有人发展自己的人生哲学,并制订自己的个人法则——那些我们生活中可以依循的陈述句,以及那些滋养和支持我们的信念——的时候了。以下是我经过一段时间为自己制订的一套法则:

- ◆ 我永远是安全的,并受到上天的保护。
- ◆ 我需要知道的一切,都会向我显现。
- ◆ 我所需的一切都会在完美的时间和地点到来。
- ◆ 人生是喜悦的,并且充满了爱。
- ◆ 我爱人,也被人爱。
- ◆ 我身体健康又充满活力。
- ◆ 我到哪里都会成功。

- ◆ 我愿意改变和成长。
- ◆ 我的世界一切都很好。

我经常重复这些陈述句。我往往会在一天的开始和结束时说这些话。当某方面出了问题时,我会一遍又一遍地说这些话。举例来说,当我感觉不舒服时,我会不断地说"我身体健康又充满活力",直到感觉好转;当我走在黑暗的地方时,我会一再肯定地说"我永远是安全的,并受到上天的保护"。这些信念在很大的程度上已成为我的一部分,我能瞬间转向它们。我建议你今天就制作一份反映你的生活哲学的清单。你随时可以进行修改或添加。现在就来制订你个人的新法则,为自己创造一个安全的宇宙。事实上,唯一能伤害你的身体或环境的力量,就是你自己的想法和信念。而这些想法和信念是可以改变的。

同所有人一样,我的人生也会面临问题和危机。以下是我处理它们的方式。一旦遇到问题,我会立刻说:

"一切都很好。一切都在朝着我的最高利益进行。这个情况只会带来好的结果。我是安全的。"

或者：

"一切都很好。一切都在朝着所有相关人员的最高利益进行。这个经历只会带来好的结果。我们是安全的。"

我会不断地重复这些陈述的一个变化版本，可能持续二十分钟左右。在很短的时间内，我的思绪会逐渐清晰起来，我会以不同的方式来看待这个情况。或者我会找到解决的方法；或者电话会响起，某件事突然有了转机。有时候，当我们从恐慌中冷静下来时会发现，变化其实比当初的计划更好。事实上，有时候我们试图控制事情发展的做法，其实并不是对我们最好的。

采用这样的态度和肯定语，对我来说一直都是有效的。当问题出现时，我会先将问题搁置，并声明关于我自己和生活的真相。我让"忧虑心"滚到一边去，好让宇宙能找到解决之道。我在交通堵塞时这样做；在机场时这样做；处理人际关系时这样做；解决健康问题时这样做；处理工作问题时这样做。这是在学习与生命一起流动，而不是与计划中的每个变化抗争。让这成为你面对问题时的"新"

反应，并看着这些问题消失。

学习和成长是灵魂进化不可或缺的一部分。每当我们学到新的事物时，我们对生命的理解就更加深一层。关于生命，我们仍有许多尚未了解的地方。我相信，活在这个时代是最令人振奋的事。每天早上醒来，我都会感谢生命给我体验这一切的机会。这是我每天五至十分钟的感恩内容之一。我会先感谢我的床给我一夜好眠；接着我会感谢自己的身体、家庭、宠物、朋友、我拥有的物质资产，以及我知道今天将拥有的所有美妙体验。最后，我总是会请求生命增强我的理解，好让我能不断地看到更大的格局。因为当我们看得更多、了解更多时，人生就变得更简单。我相信，我的未来是美好的。

别忘了，肯定语是一种积极的陈述，它们会有意识地重新设定你的心灵来接受新的生活方式。选择那些能让身为女性的你更有力量的肯定语。每天说几句这样的肯定语：

女性
肯定语

我现在主张自己的女性力量。

我正在发现自己有多么棒。

我在自己的内心看见伟大的存在。

我智慧又美丽。我爱我所看到的自己。

我选择爱自己、欣赏自己。

我是独立自主的女人。

我为自己的人生负责。我拓展自己的能力。

我能自由地发挥自己所有的潜力。

我拥有美好的生活。

我的生活充满爱。

我生活中的爱从我开始。

我能主宰自己的人生。

我是充满力量的女人。

我值得被爱和被尊重。

我不受任何人支配,我是自由的。

我愿意学习新的生活方式。

我自食其力。

我接受并运用自己的力量。

我心平气和地接受自己单身。

我爱并且感激我的伴侣(配偶)。

我对目前的处境感到喜悦和享受。

我爱自己、欣赏自己。

我爱、支持并欣赏我生活中的女性。

我对生活感到深深地满足。

我愿意尝试爱的各种表达方式。

我喜欢身为女人。

我喜欢活在此时此地。

我让自己的生活充满爱。

我接受"独处的时光"这个礼物。

我感到完整和圆满。

我给予自己所需的一切。我可以安心地成长。

我是安全的,我的世界一切都很好。

疗愈冥想

我愿意看见自己的伟大。我现在选择从自己的心灵和生活中，排除所有负面、有破坏性、恐惧的想法和念头。因为它们会阻碍我成为我本该是的伟大女性。我现在自食其力、自我支持、独立思考。我给予自己所需的一切。我可以安心地成长。我越是发挥自己的才能，就有越多人爱我。我加入疗愈其他女性的女人行列。我是这地球的祝福。我的未来充满希望又美好。

事实就是如此！

要记住：即使只是在思维中做出最小的积极改变，也能开始解决最大的问题。当你向生命提出正确的问题时，生命就会回答你。

有许多方法可以让我们做出改变。此外，我们也可以开始诚实地审视自己的缺点——不是看我们有什么错误，而是看我们设立了什么样的障碍来阻止自己发挥所有的潜能。我们消除这些障碍并做出改变,而不自我抨击。是的,其中许多障碍是我们小时候学来的;但它们从来就不是我们的真相。我们不过是接受了别人的信念体系。既然这些想法是我们学来的,那么我们现在也可以改掉它们。我们已经确定,我们愿意学习爱自己。接下来,我们便可以制订一些准则。

1
停止一切批评

批评是徒劳无功的,它永远不会带来任何积极的成果。不要批评自己,将这个重担卸下来吧!同时也不要批评别人。因为我们在别人身上看到的缺点不过是一种投射,它们反映出我们不喜欢自己的那些部分。对他人产生负面的想法，其实是我们的人生会受到局限的最大原因。事实上，生命、上天或宇宙并不会评判我们，会评判我们的，只有我们自己。

我爱自己，并认可自己。

2
别吓自己

我们都希望别发生这种事，但我们老是用自己的想法吓自己。我们一次只能产生一个想法。因此学会用正向的肯定语来思考，可以让我们的想法为我们的人生带来更好的改变。当你发现自己又在吓自己时，请立刻说：

我不必再自己吓自己了。我是生命神圣又伟大的展现。我从这一刻开始尽情地生活。

3
忠于你与自己的关系

我们对其他的人际关系投入得非常多,却有点忽略了自己;我们只是偶尔关心一下自己。要好好地爱护你这个人,并坚定地爱自己。要照顾好你的心和灵魂。

我是我自己最喜欢的人。

4
像爱人一样地爱自己

尊重并珍视你自己。当你爱自己时,你会对其他人的爱更加敞开。爱的法则的要求是,你必须把注意力集中在你真正想要的事物上，而不是你不想要的。因此你要专注于爱自己。

此刻，我全然地爱自己。

5
自我教育

我们经常抱怨自己不懂这个或那个，并且不知道该如何是好。但我们有聪明才智，我们可以学习。现在到处都找得到书籍、课程和视频。倘若钱是个问题，那么就善加利用图书馆或上网。找一个自助学习团体——这被列在社区服务项目中，只要上网搜寻你当地的社区资源就可找到。我知道，我会活到老学到老。

我永远都在学习和成长。

6
照顾你的身体

你的身体是一座珍贵的殿堂。若想过着长久又充实的生活,现在就要照顾好自己。你想保持美貌,最重要的是,拥有精力旺盛的好感觉。营养和运动都很重要。你应该保持身体的灵活和矫健,直到人生的最后一天。

我是健康、幸福和圆满的。

7
做好未来的财务规划

每个女人都有权利拥有自己的财富,这是我们接受的重要信念。事实上，它是我们的自尊的一部分。我们永远可以从小地方做起。重要的是，我们要持续地储蓄。在这方面，自我肯定的语言是非常有用的。

我的收入不断地增加。

我到哪里都会成功。

8
发挥你的创造力

创造力可以存在于让你的才能有所发挥的任何活动，从烘焙馅饼到设计建筑。给自己一些时间来展现自己。如果你时间很有限且必须照顾孩子，那就先请朋友帮忙照顾孩子，然后下次再换你帮朋友。因为你们都值得拥有自己的时间。你可以使用肯定语：

我永远找得到时间发挥创造力。

9
让喜悦和幸福成为你人生的核心

喜悦和幸福永远在你的内心。要确保你与内心的这个地方有所连接,并围绕着这个喜悦的核心打造你的人生。若我们是幸福的,我们就会有创造力,不会为小事操心,并对新的想法敞开心扉。一个又棒又常用的肯定语是:

我充满喜悦并展现幸福。

10
保持正直与信守承诺

为了好名声及尊重自己,你必须保持正直。学会信守自己的诺言。别轻易做出你无法兑现的承诺——即使对自己也一样。别对自己承诺明天要开始节食或每天运动，除非你确信自己会实践。毕竟你也希望自己能够信任自己。

11
与生命建立强大的灵性连接

这种连接与我们成长过程中所接触的宗教可能有关，也可能无关。当我们还是孩子的时候，我们别无选择。而现在身为成年人，我们可以选择自己的灵性道路和信仰。独处是生命中的特殊时刻，而你与你的内在的关系是最重要的关系。因此要给自己安静的时间，并与你的内在指引建立连接。

我的灵性信仰支持我，帮助我实现所有的潜能。

我们应该接受这些想法，并重申它们——直到它们牢牢地根植于我们的意识中，成为我们生命的一部分！

练习：我对男性的信念

练习：我对工作的信念

练习：我对金钱的信念

练习：我对婚姻的信念

练习：我对爱情的信念

练习：我对健康的信念

练习：我对老化的信念

练习：我对死亡的信念

如果我们无法给自己我们所渴望的爱，
那么我们在外在世界也永远找不到它

第四章

**你与自己的关系
就是你有多爱自己的关系**

♥

在本书的这一章，我不是将焦点放在你如何在现有关系中获得更多的满足，或者如何找到完美的伴侣（市面上关于这类主题的书已有一箩筐了）；相反，我想把焦点放在你生命中最重要的关系——你与自己的关系上。

许多女性特别担心一个问题："如果没有伴侣，我要如何圆满自己的人生？"这对许多女人来说是很可怕的想法。我们必须承认自己的恐惧，然后勇敢地穿越它们。将你所有的恐惧列成清单（我害怕……）。

仔细检视它们，然后开始消解它们。你不必与这些恐惧抗争，那样会赋予它们太多的力量。你可以做冥想，看着这些恐惧，接着将它们投入流水，让它们随流水而逝。然后将其转化为正向的肯定语。例如，"我害怕没人会爱我"可以改写为"我是重要的，我真切地深爱着自己"。事实上，如果我们无法给自己我们所渴望的爱，那么我们在外在世界也永远找不到它。不要浪费时间渴望那些此时在你的生活中并不存在的事物。先从对自己温柔和爱自己开始。让你的身心都体验到爱的感觉。换句话说，你希望爱人怎样对待你，你就怎样对待自己。

几乎每个女人都会在人生的某个时候独处——不论是年轻的单身女性、离婚的女人或寡妇。我认为所有的女人（甚至包括那些现在拥有美好关系的女性）都必须问自己这个问题："我是否准备好独自生活？"完全依赖其他人来照顾我们，表示我们没有触及自己的内在资源。即使现在有伴侣，我们也都需要独处的时间——这些时间是用来发现我们自己是谁，以及思考我们想要的目标和改变的。我们独处的时间可以与同他人相处的时光一样地充实——特别是当我们把自己的思维视为最好的朋友时。

如今，未婚的女性也可以面对整个世界。她能达到自己的能力和自信所企及的高度。她可以旅行，选择自己的职业，赚取可观的收入，结交许多朋友，并培养健全的自尊心；如果想要的话，她也可以拥有性伴侣和爱情。如今，女性可以选择在没有伴侣的情况下生孩子，这已被社会所接受，如同许多知名演员和其他公众人物的例子一样。现代女性可以创造自己的生活方式。

对世界各地的许多女性来说，可能永远不会与恋人维持长久的关系。目前单身人口正前所未有地迅速增长。我们不应将这个统计数字视为悲剧，而应把它视为女性进步的机会。你知道人生总是这样——若不做出必要的改变，往往生活就会出手来迫使你改变。譬如说，你不离开讨厌的工作，结局就是被解雇。生活会给你那些你不会主动选择的机会。如今有比以往更多的女性感到人生的圆满和力量，而不仅限于那些有伴侣的女性。

人人心中都有爱

可悲的是,仍有那么多女人会因为没有爱情而不断地叹息和哭泣。我们其实不必因为没有婚姻或爱情而感到不圆满。事实上,当我们"寻找爱"时,就表示我们没有爱。然而,每个人的心中都有爱,我们能给自己的那种爱,是别人永远给不了的。一旦我们把自己的爱给了自己,就没有人能从我们身上夺走它。我们应该停止"在错误的地方寻找爱"。沉迷于寻找伴侣,就如同沉迷在令人上瘾或不健全的关系中而不能自拔一样,是非常不健康的。如果我们沉迷于寻找伴侣,那么这种沉迷只是反映了我们内心的匮乏感。这同其他任何形式的上瘾一样不健康。这其实是在用另一种方式问:"我哪里出了问题?"

环绕在"沉迷于寻找伴侣"周围的,是诸多的恐惧和"不够好"的感觉。我们为了寻找伴侣而给自己过多的压力,因此有太多女人宁愿在不圆满甚至不健康的关系中委曲求全。我们其实不必委屈自己到这种地步，这并不是爱自己的表现。

我们不必自找痛苦和煎熬，也不必感到极度的孤独和不快乐。事实上，这一切都是选择，而我们也可以做出支持和满足自己的"新选择"。诚然，我们被设定为接受有限的选择；但那已经是过去的事。我们要记住，今天是全新的一天，力量的决定点永远在当下这一刻。今日我们选择相信和接受什么，什么就会成为我们的未来。我们可以改变自己的思维和信念。我们可以从现在这一刻开始，为自己创造新的视野。因此我们应该把独处的时光视为一种礼物！

有时候，独自一人可能会对我们更好。有越来越多经历过一段婚姻（无论是离婚还是丧偶）并有能力自立的女人，选择不再结婚。就历史来看，婚姻的目的是产生继承人及保留父系血脉的财产。直到近期以前，婚姻一直是有利于男性多过于女性。有太多女人被教导要为了婚姻牺牲自己，同时有许多男人认为婚姻就是为了支持自己。而现在，许多女人选择保持单身，不再失去自己的独立性。对丈夫百依百顺这种事，对她们已不再有吸引力了。

有句谚语说："妇女能顶半边天。"而现在该是我们把这句话变成现实的时候了。不过，借由抱怨、生气使自己成为受害者，或将自己的力量交给男人或体制，这句话将始终无法成为现实。事实上，我们生活中的那些男人是我们的一面镜子，他们反映出我们对自己的看法。我们往往指望别人来让我们感受到被爱，但其实他们只能反映出我们与自己的关系。我们必须改善我们与自己的关系才能进步。我希望把我大部分的工作集中在帮助女性用最积极的方式"接受及运用"自己的力量方面。

我们每个人都必须清楚地知道，生活中的爱始于我们自己。我们总是在找"理想的男人或女人"来解决我们所有的问题，比如我们的父母、男女朋友或配偶。而现在是我们成为自己的"理想女人"的时候了。就算目前在我的生活中并没有理想的男人或女人存在，我仍可以成为自己的"理想女人"。我们可以掌控自己的人生，并创造出自己想要的生活。

因此，如果你目前还是孤家寡人，不要认为你注定要孤独一生，而是要把这看成是创造自己从未梦想过的生活的机会。小时候，甚至在我年轻时，我从未想象过我现在的生活。爱自己，并让生命引导你走向你该去的地方。所有的障碍都已被打破，我们可以想飞多高就飞多高。

练习：我所面对的所有恐惧

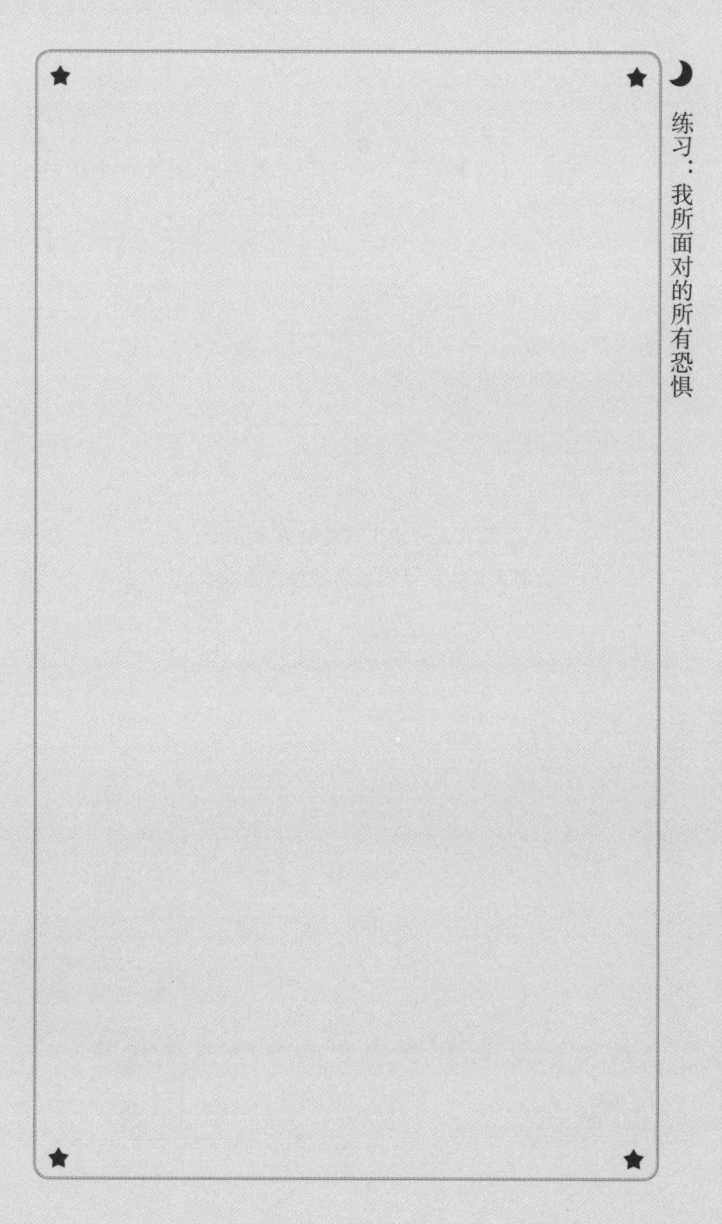

没有人一出生就是施虐者，
没有人天生就是受害者或缺乏自我价值

第五章

**给孩子最好的教育
是以身作则地爱自己**

♥

　　我想稍微谈一下孩子和养育子女。我知道自己过去好几世有很多的孩子；但这一世我没有子女。我相信，这样的安排对此生的我来说是完美的。宇宙用丰富的体验充实了我这一生，并使我成为数百万人的代理母亲。

　　请不要相信"女人若没有孩子就不会感到满足"这种说法。或许对大多数女性来说这是事实，但并不是所有的女人都是如此。我们的社会坚持认为，凡是女人就得有孩子，这是控制女人安守本分的好手段。然而，如同索尼娅·安·约翰逊[1]在她的书《从家庭主妇到异端》(*From Housewife to Heretic*)中说的："只要我们的生育控制仍要'乞求'社会体系的允许，我们就是奴隶。生育权必须由我们自己掌握。"

我一直都相信，凡事必有因。如果你没有孩子，那么或许是因为你的人生有其他的事情要做。倘若你渴望孩子，并为此感到非常失落，那么悲伤就悲伤吧！然后继续向前行。别一直沉浸在悲伤中，要对自己肯定地说：

"我知道，人生中发生的所有事情都是对我最好的。我心满意足。"

世上有那么多被遗弃的孩子。如果我们真的想实现母性的本能，那么代养、领养，甚至为人指点迷津都是值得考虑的好选项。我们可以成为其他女性的母亲；我们可以呵护迷失的女子，并帮助她展翅高飞；我们可以拯救动物。

---

[1] 索尼娅·安·约翰逊（Sonia Ann Johnson, 1936— ），美国女权主义活动家和作家。

我有四条狗和两只兔子，它们都是我从动物收容所拯救出来的。每只动物都有其受虐的经历。我了解到，一年的爱心能让我们所有人（包括动物）出现奇迹。我们可以在多方面努力来让这世界变得更好。

在这个社会，堕胎并非单纯的议题。因为有许多相当激烈的看法围绕在这个主题上。我们已经把堕胎变成了道德甚至是政治的问题；反堕胎团体其实说的是，女人必须安守本分。我们女人必须生育；我们必须为家庭服务。我们的生育能力甚至被当成政治的问题。堕胎始终是个艰难的决定。虽然说最好不要堕胎，但我永远不会谴责那些在绝望的情况下做出堕胎决定的女性。

听说墨西哥北部地区的印第安女巫医知道避孕的草药。只要服用这些草药两次就可以避孕八年，并且没有任何的副作用。我一直都晓得，大自然对一切都有办法，只要我们愿意学习其奥秘。而疏远大自然的我们，往往只会用化学药物和手术来解决问题。

我期待有那么一天，我们能学会借由精神的力量控制自己是否要怀孕。我知道这是我们能用心灵的力量来达成的事情之一，只是我们目前尚未学会如何做到罢了。我确信总有那么一天，我们将发挥心灵的全部力量，并发现自己拥有那些我们目前还无法想象的能力。

教导我们的孩子爱自己

此外,有许多单亲妈妈在努力独自抚养孩子。这是非常艰辛的任务,我要赞赏每一位经历这个过程的女性。这些女性真正明白有了孩子是怎么一回事:"我是否愿意并且有能力独自抚养我的孩子?"事实上,抚养孩子要做的事远比许多新娘所预期的还要多。单亲妈妈抚养孩子的压力是令人不堪负荷的。作为一个社会,我们必须坚持为所有的职业妇女提供充分的儿童照护服务,而女性也必须帮忙推动制定适用于女性和儿童的法律。

身为母亲的我们不必成为"女超人",也不必成为"完美的母亲"。若你想学会新的能力,可以阅读市面上一些关于养育子女的有价值书籍,例如韦恩·沃尔特·戴尔[1]的

---

[1] 韦恩·沃尔特·戴尔(Wayne Walter Dyer,1940—2015),美国励志作家和励志演说家。

《你真正想教出什么样的孩子？》(*What Do You Really Want for Your Children?*)。如果你是充满爱心的母亲，那么你的孩子长大后，很可能会成为你想要跟其做朋友的那种人。他们将成为自我实现的成功人士，而自我实现能带来内心的平静。我认为，我们能为孩子做的最棒的事，就是学会爱自己。因为孩子永远是透过榜样来学习的。如此一来，你将改善自己的生活质量，而他们也会向你学习。换句话说，你为自己建立的自尊，将为整个家庭带来自尊。

事实上，单亲家庭也有积极的一面。现在，女性有机会养育那些未来将创造出我们所渴望的世界的子女。如果我们想要一个充满良善、爱心、触及他们的阴性特质的人们的世界，那么就由我们来教育他们成为这样的人。在朋友、伴侣甚至自己身上，你想要的是什么？我建议你把这些写下来，厘清自己真正想要的是什么，然后将你的子女教育成这样的人。我们未来的世界将会因此深爱着你，而你和你的孩子也将永远保持良好的关系。

请注意，如果你是离婚的女性，请不要对前任配偶口出恶言。因为这只会教导你的孩子，婚姻是一场战争。当他们长大后，他们的婚姻也会变成战场。事实上，母亲对孩子的影响力远超过其他任何人。母亲们，团结起来吧！只要女性团结一致，我们便可以在短短的一代人内，培养出我们所期望的那种男性。

我希望所有的小学每天都安排关于自尊和自我价值的课程。因为赋予年轻的孩子力量，我们就会有充满自信的成年人。我偶尔会收到来自教育界的女士或男士的信件，他们在信中跟我分享他们教授这些方法时所取得的美好成果。看见他们能对孩子做点什么事，真是太棒了。通常他们只能教某一年级的孩子，即使如此，他们仍能灌输给每个孩子一些积极的想法。

若我们的孩子学会珍惜自己的力量，他们将不会容许自己受到任何虐待或贬低。他们将学会尊重每个人，并在生活中赋予其他人力量。没有人一出生就是施虐者，没有人天生就是受害者或缺乏自我价值。虐待他人和缺乏自尊，是后天习得的。不幸的是，这种情况也会在家庭中代代相传；孩子们被教导使用暴力或接受受害者的角色。如果我们希望社会中的成年人能彼此尊重，我们就必须把孩子教养成温柔和善及自我尊重的人。唯有如此，各个性别的人才能真正地彼此尊重。若你已为人母，你就有机会成为榜样。你可以教孩子使用肯定语和做镜子练习。如果孩子喜欢做镜子练习，你们就可以一起在镜子前进行这项活动。你们可以互相为对方做肯定语，帮助彼此创造正向的体验。一起做肯定语的家庭会拥有美好的生活。让你的孩子知道，他们的想法有多么重要。孩子会了解到，他们对自己的生活体验负有一定的责任，他们是生活中的共同创造者——这给了他们做出改变的力量。

父母往往会压抑许多的情绪。在每段婚姻中，通常都有一些没说出口或没沟通的问题尚未处理。孩子们会察觉到这一点，并透过行为表现出来。我们所谓"可怕的两岁"，其实是孩子开始反映父母压抑的感受，而青春期是这种模式的进一步升级。遇到这种情况时，父母往往责怪孩子，而不是解决自己的问题。如果你的孩子调皮捣蛋，他们可能是在反映你压抑的哪些情绪问题呢？事实上，当你放下自己的怨恨，并解决自己的问题时，你会发现，孩子竟奇迹似的变好了。

在生活中，我们通常会混淆信使和讯息，而错失其中的功课。当我们的孩子或其他人做出让我们不开心的事情时，我们往往会发脾气并指责他们。然而，我们没了解到的是，这些人只是在我们的世界中扮演某些角色，他们其实是在反映我们内在的某个信念、模式或被压抑的问题，他们是在向我们展示某个我们现在有机会放下的东西。下次你对某人大发雷霆时，试着退一步问自己："这其中有什么功课？这件事如何使我想起童年的某次经历？我在寻找的模式是什么？我是否愿意宽恕自己或那些涉入该事件的人？"

我们的孩子和朋友往往会向我们展示，那些我们真的不想正视或处理的关于自己的问题。因为我们真的很喜欢逃避自己的人生功课。

练习：你想从家人、朋友和自己身上获得什么？

如果你尊重身体，
身体也会爱你

第六章

**健康除了养生之外
还请照顾心里的伤**

♥

　　我们女人必须不断地了解治疗身体的许多替代疗法。我们不能只是依赖那些制药厂，而电视广告也永远不会给我们必要的信息。非处方药或许能缓解症状，但它们无法真正地对症治疗。如果我们仍坚守着那些关于女性角色的旧有信念，并继续使用旧有的方法来管理我们的健康，我们就难以发挥自己的力量。

　　现在该是我们从医疗和制药产业中取回自己的力量的时候了。我们不断地受到高科技医疗的影响，这种医疗不仅非常昂贵，并且往往会损害我们的健康。现在该是我们所有人学会主宰自己的身体,并为自己打造健康的身体的时候了;如此一来,我们将挽救数百万条性命,并省下数十亿美元。当我们真正了解身心的关联时,大部分的健康问题就会消失。

你当地的健康食品店里,充满了教导你如何保持身体健康的刊物。我的公司贺氏书屋也出版了许多关于保持健康的书籍和音像制品。你学习到的关于自己或关于生活的任何知识,都会使你更有力量。

饮食的重要性

营养在我们的健康和幸福中扮演着极其重要的角色。在许多方面,我们是由我们所吃的食物构成的。我对饮食的基本理念是:如果它是自然长出来的,就吃;如果不是自然长出来的,就不要吃。我认为快餐店正在摧毁美国人的健康。水果、蔬菜、坚果和谷物是自然长出来的,而奶油蛋糕和可口可乐并不是自然长出来的。加工食品毫无营养价值;它们充满了糖和钠,并普遍导致国人的身体不适。了解营养是非常重要的,因为它关乎你的健康。无论制造商在外包装上放了多么美丽的图片,加工食品都无法使我们健康。

女性将会非常长寿。因此我们要做许多的工作来让地球成为更美好的地方,以造福所有的女性。为了实现这一目标,我们必须强壮、灵活和健康。当你看到年长的女性身体虚弱、生病、无法自理时，通常是因为她们这辈子没有摄取充足的营养，缺乏运动，以及累积了负面的想法和信念。但这其实是可以避免的。

我们女人必须学会照顾自己那美妙的身体的方法，这样我们才能在晚年时保持完美的体态。最近我做了健康检查，医生告诉我，以我这个年龄来说，我的身体状况出奇地好。但令我不安的是，他竟然预期七十岁的女人应该是身体状况不佳的！

你体内的细胞是活的，因此需要活的食物来生长和繁殖。新鲜食物对我们的健康至关重要。生命已提供我们所有需要的东西，让我们可以喂养自己并保持健康。吃得越简单，就会越健康。我们必须注意吃进肚子里的任何东西！如果我们自己都不注意，那么谁会注意呢？通过有意识地生活，我们可以预防身体的不适。如果你在午餐后一小时会感到昏昏欲睡，那么你吃的某种食物可能引发了过敏反应。要注意你吃的东西，并寻找那些能带给你美好能量的食物。

要尽量多吃有机的水果和蔬菜。传统种植的超市农产品往往会有农药残留。美国环境工作组织每年会更新一份含有最多农药的传统农产品名单,他们称之为"十二大农药残留蔬果",你可以在这个网址查看:www.ewg.org/foodnews/dirty-dozen.php

别听信乳品业者或肉品业者的话。他们才不关心你的健康;他们只对利润感兴趣。大量食用传统生产的红肉和乳制品,其实对许多女性的身体并不好。事实上,光是从饮食中排除这些食物,往往就可以解决经前症候群的问题,并有助于缓解更年期的症状。糖(而不是脂肪)是导致女性健康问题的罪魁祸首。因此要学会健康的饮食方式,而你的身体会用崭新的能量来向你表达感激。要拿回你的力量;要了解你的身体。当你吃得健康时,你就永远不必节食。

运动的好处

促进健康的一个绝佳方法是运动。运动对我们的健康至关重要。倘若完全不运动,我们的骨骼就会变得脆弱。因为它们需要运动来保持强健。人的平均寿命在不断地提高,我们希望直到生命的最后一刻,仍能轻松地奔跑、跳跃、舞蹈和自如移动。找出你能乐在其中的运动,然后开始做。事实上,你为自己所做的每一件事,都是爱自己或讨厌自己的行为表现。运动就是爱自己的一种表现。而爱自己是你在人生的各个方面获得成功的关键。

有一个很棒的"一分钟运动",一分钟跳一百下。它快速又简单,可以带给你不错的感觉。此外,你也可以随着音乐起舞,或绕着街区跑一圈。

你可以弄一张小蹦床或弹跳床,然后在上面弹跳。刚开始时，要轻轻地跳。这样真的非常好玩。每次跳动都能帮助你清理淋巴系统，以及强化心脏和骨骼。千万别相信"你的年纪太大不能运动"的观点。

关于吸烟

戒烟是你为保持自己的健康做得最棒的事。作为吸烟者，即使你不是全球每年因香烟相关疾病而死亡的八百万人之一，你仍会引发自己的健康问题。从卵巢问题、肺癌、心脏病到骨质疏松，香烟都增加了患病的风险。倘若一个女人在整个怀孕期间还坚持吸烟，那就表示她已成瘾并拒绝承认吸烟有害健康。事实上，光是虚荣就足以成为女人戒烟的理由。因为吸烟会扩大毛孔，在嘴巴周围形成皱纹，并使皮肤提前老化；此外，它还会使女性散发出肮脏的烟灰缸般的气味。如果你决定戒烟，有许多东西可以帮助你。健康食品店有许多产品可以重新平衡你的身体；针灸、催眠和传统中药都能帮助你舒缓戒断的症状。如果你尊重身体，身体也会爱你。从身体中排除有害的物质，是一种爱自己的举动。

更年期：自然又正常

我认为，更年期是人生正常又自然的过程，它不该被视为一种病。每个月来月经时，身体会排出没有受精卵着床的子宫内膜，同时也会排出许多毒素。如果我们的主食是垃圾食物，甚至是标准的美国加工食品饮食——百分之三十二的动物性食品和百分之五十七的加工植物性食品——我们就一直在累积毒素，并可能超过我们所能排出的量。

若更年期即将到来时，我们的身体同时携带着大量的毒素，那么这个过程可能会更令人不舒服。因此，每天把自己的身体照顾得越好，就越能轻松地度过更年期。我们对自己的感觉，以及我们从青春期开始照顾自己的方式，决定了我们的更年期是艰难的还是轻松的。经历艰难的更年期的女性可能长期饮食习惯不良，并在心理上对自己有负面的看法。

二十世纪初，我们的平均寿命约为四十九岁。在那个时代，更年期并不是什么大不了的事。因为进入更年期时，也已接近生命的尾声了。如今我们的寿命约为八十岁，并且即将进入九十年代，因此更年期是必须严正面对的问题。现在，有越来越多的女性选择在自己的健康护理中扮演更积极、更负责的角色，与自己的身体保持和谐，并允许更年期之类的生理变化自然地发生，而不会有过多的不适或功能退化。随着婴儿潮一代的人年纪渐增，人们也越来越关注更年期这个人生过渡阶段。粗略估计，每天约有六千名美国女性进入更年期。

对某些女性来说，雌激素疗法是具有正面效果的治疗方法，但我并不认为，从"青春期到坟墓"都使用它（如同某些医生所建议的）是个好主意。有一种常见的雌激素治疗药物叫作普瑞马林，它是用怀孕的母马的尿液制成的。这怎么可能有助于女性的身体呢？大自然用它的智慧创造了我们的身体，并使它们能自我痊愈，长寿，以及完美地运作直到生命的最后一刻。我们必须信任身体的智慧和我们内在的直觉,而不是听信那些要我们相信女人的身体在更年期后就会产生不适和退化的利益集团。

我希望有人能针对那些毫无问题地度过更年期的健康女性进行研究。记得我经历更年期时,只有一次潮热。我采用一种顺势疗法就结束了我的潮热。

我们正逐渐地了解到,孕酮通常会比雌激素对我们更有益处。很多时候,当我们认为自己缺乏雌激素时,其实我们欠缺的是孕酮。天然的孕酮可以从野生的墨西哥山药中取得;它同时也能刺激骨骼的生成,促进成骨细胞合成新的骨骼。请记住:骨骼是活的组织,骨质流失是可以逆转的。健康食品店都买得到天然的孕酮软膏,只要将它涂抹在身体柔软的内部组织上就可以很好地吸收。它没有合成雌激素的那些副作用,同时也有助于缓解经前症候群和更年期的许多症状。

这并不是说,有些女性不能从激素补充疗法中受益。然而,在采用激素治疗之前,最好先尝试更自然的疗法。基本上,我要说的是,追求身心的和谐与平衡,可以使那些可能带来严重副作用的药物治疗变得不必要。

就像生活中的其他事情一样，我们都会有不同程度的准备和意愿。对许多人来说，在面对那些根深蒂固的问题时，我们必须有相当大的责任感和决心，才能让自己的身心达到和谐。因此我们需要医疗专业或其他方面的协助，直到我们觉得自己准备好或有充分的安全感，来面对一些影响我们健康的问题，例如那些与自我价值相关的信念。我们的男权社会有一种非常普遍的信念，亦即女性如果失去生育能力就会变得毫无价值。难怪有许多女性会对更年期感到害怕和抗拒。然而，雌激素疗法并不能解决这类问题。只有我们的内心和心灵才能消除这种看法对自身的影响。

我要重申：更年期不是病，它是人生正常又自然的过程。如今更年期已成为庞大的商机，而我们获得的所有信息几乎都来自制药公司。

我们女人的当务之急是，教育自己去了解我们真正的选择是什么。请阅读并与朋友分享桑德拉·洛兰·科尼[1]所著的《更年期产业：医疗集团如何剥削女性》(*The Menopause Industry: How the Medical Establishment Exploits Women*)。该书指出，直到二十世纪六十年代，医生对更年期并没有太大的兴趣；女性被告知这只是心理作用。书中还提道："在医学的各个领域中，没有其他领域会比更年期更突显出根深蒂固的性别歧视。将更年期视为疾病的新观点，其实是一种社会控制。现代医学不但没有使女人变得更有力量，更能掌握自己的人生，反而让健康的女性变成病人。"

营养师使用的各种草药及许多的顺势疗法，都能帮助你度过更年期这个人生阶段。此外，还有一些天然物质可以取代雌激素，例如在泰国已使用了七百年的野葛根。你可以与营养师或整合疗法医师讨论这些问题。别忘了，如

---

[1] 桑德拉·洛兰·科尼（Sandra Lorraine Coney，1944— ），新西兰地方政治家、作家、女权主义者、历史学家和妇女健康活动家。

今女性是拓荒者，我们女人正在努力改变旧有的、负面的信念模式，好让我们的女儿及将来的女性后代永远不必再受更年期之苦。我们可以像计划怀孕一样，学习为我们的更年期做好准备。

在你每天的冥想中，请务必将爱传送到你身体的每一个部位，特别是你的整个生殖系统。感谢这些器官为你提供这么好的服务。告诉它们，你将尽一切努力保持它们的健康。要与你身体的这个部分建立一种爱的关系。对身体表达敬重将会强化这些器官。问你的子宫和卵巢需要什么。同时，为你的更年期做好计划，让它成为单纯的过渡期——让你的器官和情绪都感觉舒适。爱能疗愈一切，而爱你的身体能有助于保持健康。

整容手术：出于正当理由进行

只要觉察自己想要做整容手术的真正动机，那么这样做并没有什么不对。我们必须清楚了解的是，整容手术无法解决情绪问题，无法消除自我厌恶，也无法挽救婚姻。我们会去做整容手术，往往是因为我们觉得自己不够好。事实上，只是做整容手术，我们永远也不会觉得自己够好。因为手术无法改变我们的信念。当我看着整容手术广告大量地涌现时，我看到的是利用女性的自我价值感不足来从中获利的产业。

我见过许多厌恶自己的女人去做整容手术，因为她们认为这会让自己变得美丽。她们厌恶自己，因此她们选择了错误的外科医生；她们对手术的结果感到不满，甚至觉得比手术之前更糟糕。我记得有一个非常漂亮的女孩，她认为自己没有价值，并且不爱自己。她觉得，要是她能有不一样的鼻子就好了。她出于错误的原因而坚持做手术，现在她的鼻子看起来像猪鼻子一样。然而，她的问题与她的鼻子无关。

你无法利用整容手术来提升自我价值，这是永远不可能的事。或许你会暂时感觉好一点，但很快地，旧有的无价值感将再次浮现。你会开始想："如果能去掉另一条皱纹的话……"而这种事是没完没了的。几天前有人告诉我，有一种肘部手术可以让你变老时手肘皮肤不会下垂。我心想："噢，天哪！我们还能再活几年呢？穿长一点的袖子不是更干脆吗？"而现在，甚至已经出现专门为女性生殖器进行整形的手术，叫作阴唇整形术。已经有越来越多的女性想做这种手术，因为她们错误地认为自己的阴部外观天生就有问题。然而，我要再次强调，媒体对我们的影响太大了。商业广告灌输我们，我们必须成为完美的厌食少女，没有皱纹，没有赘肉，但要有丰满的乳房。不过话说回来，我们也不能全怪广告商，毕竟是我们自己购买他们的产品的。我认为，当女性培养出更多的自我价值和自尊时，她们就不会在乎主流媒体说什么；那么广告也会随之改变。

别让自己的身体成为医生的试验品。当我们使用不自然的方法，来迫使身体做一些以它的智慧根本不想做或不想有的事情时，我们就是在自找麻烦。别在大自然母亲的面前干蠢事。看看许多女性因乳房植入物导致的各种问题。无论你的乳房大小或形状如何，你都要感到喜悦。用正向的肯定语对你的乳房表达爱，这是爱自己的身体的好方法，而且你的身体喜欢被爱。我也相信，你的这副身体是你此次决定投胎时自己所选择的。要对自己原本的样貌感到开心。最重要的是，不要为了取悦他人而改变你的身体。如果别人不喜欢你原本的样貌，那么就算你为此牺牲了自己的身体健康，他们也不会喜欢你。

因此，如果你决定要稍微整容一下，就要非常清楚自己做这件事的理由。在手术前、手术中、手术后都要给自己的身体许多的爱。我会说类似以下的肯定语：

我有充满爱心的外科医生，他的技术非常好。这项手术快速又简单，一切都非常顺利。医生对我康复的速度感到高兴；我对结果感到非常满意。

　　一切都很好，我是安全的。

乳腺癌：它代表什么？

我发现，几乎每个患有乳腺癌的女性都有共同的模式。这些女性通常很难拒绝别人。乳房代表滋养；而患有乳腺癌的人似乎总是滋养着身边的每个人，却忽略了滋养自己。她们发现自己要拒绝别人比登天还难。在成长的过程中，这些人的父母往往通过激发其罪恶感来管教和操控她们。如今她们已经成年却仍在讨好别人，周围的人不断地提出一些超出她们能轻松承受的要求。这些女性不断地为了他人而损耗自己，不情愿地答应那些她们其实并不想做的事。她们不断地付出再付出，直到自己再也无法为自己提供任何的滋养。

学会拒绝可能一开始很困难，因为你身边的人已经习惯你的接受。第一次拒绝时，他们会很生气，这是你可以预期的反应。任何学会拒绝的人都必须忍受他人的愤怒一段时间。第一次拒绝是最困难的。在学习拒绝的过程中，很重要的一点是，不要找借口。因为一旦你这么做，他们就会找到反驳的理由。只要单纯地拒绝就可以了。"不，我不能做那个。""休想。""不，我再也不做那种事了。"任何能明确地传达拒绝的简短语句都可以使用。对方显然会生气；但你要明白，他们生气与你无关，而是与他们自己有关。此时，只要记得对自己说："当我拒绝他们时，我就是在接受自己。"反复地对自己说这句强而有力的肯定语，它会使你感到愉悦。当你拒绝对方三次时，他们就会停止向你提出要求。因为他们知道你已经成为不同的人。你的内心已经发生改变。

对惯于讨好他人的人来说，第一次拒绝别人是很困难的。记得我第一次为自己发声时出了一身冷汗，我以为这是我的世界末日，我要倒大霉了。但我的世界并没有出现末日，它变了，而且我更尊重自己了。因此要知道，这是你必须经历的过程。对方之所以会生气，是因为你不再付出或过度付出，他们甚至会说你太自私了。但其实他们真正说的是，你没有做他们希望你做的事。他们的意思就是这样。别忘了，当你拒绝他们时，你就是在接受自己。同时，你也是在化解自己内心的怨恨。

我认识一个人，她最近与丈夫分居了一段时间；这情况可能只是暂时的。现在，任何事情出了差错，她的丈夫都无法责怪任何人。那不可能是他妻子的错，因为她连人都不在那儿。于是他开始学习用不同的眼光看待人生。由于她为自己挺身而出，现在两个已成年的儿子也非常敬重她。为了改变，她正在做自己想做的事。看着整个家庭发生变化非常有趣。对她来说，要迈出这一步是很困难的，但她做到了，并且翻转了整个人生。对每个女人来说，总会有那么一刻她必须问自己："什么对我来说才是最好的？"这可能是女人必须思考的新问题。那些正在考虑分居或离婚的女性应该问自己："如果我离开（或留下），我会过得更好吗？"

我们必须照顾好心脏

我们时常听到关于患乳腺癌的危险性，却很少听到关于女性患心脏病的风险。然而，心脏病是女性的主要死因之一。事实上，心脏病每年造成女性死亡的人数，比所有的癌症造成女性死亡人数的总和还要多。女性因心脏绕道手术并发症而死亡的风险也比男性高出两倍。

对女性来说，照顾好心脏非常重要。食用高糖食物和加工食品的饮食习惯，以及营养不足，对任何人都不好。在身体的层面，食用加工食品的饮食习惯、缺乏运动和吸烟都会导致心血管疾病，而这些都是我们可以采取措施来预防的事。事实上，我们的心脏从来不会攻击我们，反而是我们攻击了自己的心脏。

在情感的层面，心脏及其输送的血液代表爱和喜悦，以及我们与家庭的早期联系。患有心脏问题的女性通常有未解决的家庭问题，这导致她们的生活失去了喜悦和爱。这些问题可能会不断地阻碍爱和喜悦进入她们的生活，因为她们害怕让爱进来。把心关上不接受爱，在象征的意义上，就代表了拒绝生命之流进入我们的心脏。

许多疾病的情感根源总是在于宽恕的问题。宽恕这一灵性功课对我们所有人来说都是不容易的。但如果想要真正地痊愈，我们就非得学会这一功课不可。每个人都会经历背叛、失去或某种形式的虐待。宽恕这些经历和涉入其中人，是灵性成熟的一部分。过去的事已经结束，谁也无法改变。放下它能使我们摆脱过去的束缚。正是因为放下过去，我们才能活在当下。只要我们还卡在过去并且不愿意宽恕，我们就无法快乐、健康、丰盛和自由。这些是我们所有人最大的问题，而宽恕、爱自己、活在当下是我们最大的灵性功课。它们能疗愈我们的内心。

每天这样做一次：坐下来，静静地将双手放在你的心脏上。传送爱给它，并让自己去感受你的心脏对你的爱。从你出娘胎之前，它就一直在为你跳动；只要你选择活下去，它就会继续为你跳动。检视你的内心，看看是否还有任何的愤怒或怨恨。用宽恕和理解轻轻地洗去它。如果你能看到更大的格局，你就会理解这些功课。传送爱给每一位家人，并宽恕他们。感受你的心脏是如何放松下来并处于平静状态的。你的心脏是爱，你血管中的血液是喜悦。你的心脏现在正充满爱地将喜悦输送到你的全身。一切都很好，你是安全的。

当我们给出爱和接受爱时,
我们就在滋养自己的灵魂,并散发出美好的能量

第七章

关于爱情
不能让它成为一种歧视

♥

　　我想简单地讨论我对于性的一些想法，尽管这些想法可能不太受欢迎，同时我也想讨论一些目前正在发生的变化。此外，我们可能也必须在这个领域调整我们的思维。因为作为一个社会，我们对性有太多谴责性的信念。要记住：无论你的性取向是什么，都是适合你的。当我们谈论感情关系时，它适用于我们所有人，不论我们的性取向是在光谱的哪个位置。甚至科学现在也承认，性取向是天生的，而不是我们选择的。如果你是异性恋者，试想一下，如果有人告诉你必须成为同性恋者，那会是什么感觉？你会觉得那几乎是不可能的事。同样地，要求同性恋者变成异性恋者也是如此。我觉得我们必须向女同性恋者道歉，因为我们过去曾用极其恶劣的方式谴责她们。这是社会排斥最恶劣的表现。我们不该为了性取向这种单纯又自然的事而贬低自己或他人。这种社会偏见阻碍了我们拥有更大的生命格局的机会。我们要爱自己的真实样貌，因为上天从来不会出差错。

许多人可能不知道，在维多利亚时代，男女在商业、政治、养育子女等领域存在着明显的区隔，男女的关系变得极度紧张。因此女人时常会转向其他女性来建立最亲密的关系。女人在日记里可能会写上好几页关于某位女性友人的事，然后简单地写道："昨晚我接受了S先生的求婚。"浪漫的友谊在年轻的中产阶级男性中也很常见，当时没有人会认为这样的关系是同性恋。事实上，"同性恋"一词直到十九世纪末才被创造出来。这也是娼妓业的鼎盛时期：纽约市妓女与男人的比例是一比六十四，而在佐治亚州的萨凡纳市比例则是一比三十九。

因此，我的观点是：我们爱上一个人就是爱上了。爱情的潮流随着不同的国家和不同的时代而变化。虽然我们目前有某些所谓的规范，但它们也将随着时间而改变。要知道，如果愿意选择的话，我们确实可以选择自己的性取向。只要我们拥有一颗充满爱的心，只是希望身边的每个人都能过得幸福，我们就应该自由地做出自己的选择。有些人会选择无性生活或多重伴侣的关系，那也没有问题。遇到爱情时，我们就放下评断，并为之欢欣鼓舞吧！当我们给出爱和接受爱时，我们就在滋养自己的灵魂，并散发出美好的能量。

练习：我在爱中获得的力量是什么？

女性曾经允许它发生，
那么终止它也是女性可以决定的

第八章

你强他就弱的性骚扰
请别保持沉默

♥

你有多少次遭受了侮辱或性侵犯，却仍保持沉默？当男人做出越矩的行为时，你有多少次将其归咎于自己？"噢，或许这是我的错。也许我只是想多了。噢，这是难免的事。这在我遇过的事情中还算好的。"

在阅读本书的女性中，没有一位不曾受过言语虐待，或无缘无故地被人抓住、掐捏或抚摸。可是，我们大多数人却都保持沉默，不发一语。现在该是我们学会发声、为自己挺身而出的时候了！否则的话，这种荒谬的行为就永远不会停止。

最近，我家里发生了一件事。它涉及为我工作的一对夫妻——他们是极为出色的英国人夫妇。近四年来，他们把我、我的家和我的宠物照顾得非常好。刚开始一切都很顺利，但随着时间过去，逐渐发生一些小事，主要是与那个男人有关。那些并不是什么大不了的事，我也就不当一回事。没想到却大错特错。那个男人越来越懒散，把三分之二的工作都交给他的妻子做。他开始忘记我是雇主，把我的房子当成他家一样。他变得过于放肆，而他的得寸进尺也最终演变成不当的行为。我现在知道，我当时没有正确地解读这些迹象，也没能维持适当的界线。我了解到，我当时没有尊重那些告诉我有什么事不太对劲的微妙感觉。我开始小心翼翼以免触怒他——让他保持好心情。

就在我七十大寿的精彩派对的隔天，我发现他对我的许多女性朋友毛手毛脚。当我与其中一些人交谈时，我发现这种情况已经在不同的场合持续了一年多，但没有人告诉过我。一旦这层面纱被揭开，大量的消息就开始传入我的耳中。原来他一直与我的几名员工调情，甚至性骚扰其中的一些人。我的个人秘书曾在我不在家的时候，在我的家中遭受袭击。我太震惊了。这种事居然发生在露易丝·海的朋友和员工身上！但她们为什么不告诉我呢？因为她们害怕，她们感到尴尬——她们各有不同的理由。你或许知道其中的一些，因为你自己可能也用过这些理由。我想起自己过去忍受各种性虐待的情形。通常我只是想逃离这种状况，让它快点结束。但我究竟有多少次真正站出来揭发它呢？

此外，我还发现这个男人虐待他的妻子，她的身上经常有瘀伤。当时我心想，看看我们保守的秘密，看看我们是如何让男人逍遥法外地侵犯我们的空间和尊严的。恐惧在各个层面上迫使我们屈服。听到这些事情时，我的心异常沉重。也许这只是冰山一角。对那些参加我七十大寿派对的女性，我为在我监督下发生的任何不当行为向她们道歉。

我有一位非常亲近的朋友，她总是会告诉我许多事——她认为自己是已经开悟、具有高自尊的女人——甚至连她都没有发声。在处理关于虐待的问题时,她的第一反应竟然是保持沉默,不想掀起波澜。

无论如何,家里已经有一段时间感觉不太对劲,现在我有事情非处理不可了。因为这个男人真的做得太过分了。我组织了一个支援团队,因为我绝不会单独面对他和他的妻子。话虽如此,要不是这些可靠的消息,我可能会轻易地被他矢口否认的出色演技所蒙骗。当他觉察到我不相信他的话时,他立刻翻脸,变得恶毒又卑鄙。幸好,我不仅有自己的支援团队,我的手里还拿着手机,轻松一按就可以打电话报警。我要他在明天早上之前离开这间房子和这个地方。说这话时,我的手心在冒汗,胃也出现痉挛——但我感到一种力量。对我来说,要站在一个火冒三丈、身高六英尺[1]五英寸[2]的男人面前并不容易。虽然我非常同情他的妻子,但我也知道她是助纣为虐者。因为她处理丈夫的

---

1 英美制长度单位,1 英尺约合 0.3048 米。——编者
2 英美制长度单位,1 英寸约合 2.54 厘米。——编者

风流韵事的唯一做法就是完全否认，或是责怪那些被他调戏的女性。通常来说，如果丈夫是花心的虐待者，妻子往往会说那是其他女人的错来否认这件事。在他们两人的心里，都自认为是无辜和受害的一方。尽管如此，他们还是在三个半小时内打包好离开了房子。

隔天，我的女性友人打电话给我，她简直不敢相信这件事。她告诉我，她其实已经开始怀疑："是我想太多了吗？我会不会搞错了？我说出来竟然就害一个男人丢掉他的工作？"我们女人都有这种"算了吧"的倾向，不是吗？我们有什么资格说话？毕竟我们只是"女孩子人家"。当然，也许是我们想太多了。我们往往会相信男人打死都不承认的那些话。女人的空间和尊严一直受到质疑，即使是我们说的话也会被怀疑。我们心中播放的那些旧录音带，进一步削弱了我们女人的力量。有太多的否认在持续。女性已经被恐惧控制了数千年。出于恐惧，我们已允许这种情况在许多世代中持续发生，并且往往将它合理化。在过去，如果女人为自己发声，可能得赌上自己的性命。即使在今天，仍然有十五个国家实施或合法授权"石刑"作为可接受的死刑方式。一般来说，石刑是对发生婚外性行为的人，以及同性恋者的惩罚。在发生婚外性行为的人中，通常是女性遭受石刑，而男性很少。

在我搞清楚家中发生什么事的那一刻，我立即采取适当的行动来终止这种情况。此外，我还打电话给一位优秀的心理治疗师，预约了时间。尽管我过去接受过很多治疗，但我很清楚地知道，仍有某部分的我会吸引这种行为——不是发生在我身上的暴力，而是发生在我自己的家中的。而我将不惜一切代价清除我内在的这种模式的余波。

我的治疗师问我，我小时候对虐待我的继父是否感到愤怒？我告诉她："我想不起任何愤怒，只有恐惧。"

她问道："那么，你曾经生气地跟他顶嘴过吗？"我立刻就晓得她肯定从未被虐待过。因为我每天都竭尽全力做个最乖的小女孩，即使如此还是免不了挨打。那么想想看，如果我敢回嘴，我会有什么样的下场呢？不，我不记得我有任何愤怒；我只记得害怕和惊恐。

当我们挨打、屈服足够多次以后，我们就失去了改变事情的所有希望。然后我们长大就成为那些仍受到内在小孩的反应支配的女性。这种情况甚至可能发生在最好的家庭里。我们必须在孩子非常小的时候——在小学甚至更早——就开始教导他们，当有人虐待自己时就必须站出来发声。如果我们想让全世界的女人都生活在安全的环境中，我们就必须改变自己的反应，即使这件事看起来非常困难。解雇那个男人是我起身对抗继父的方式，而这是我小时候无法做到的事。

我在职场中营造和谐的气氛。每个人都说，跟贺氏书屋做生意有多么棒。因为我有快乐的员工。最近，一位前工会组织者对我说，他从未见过如此快乐的仓库工作人员。可是，在我自己的家中，我却让剥夺人权、虐待的事件愈演愈烈。因为当时我没有读懂这些迹象，并且出于某种原因，我不想引起波澜。

从某种意义上来说，这件事的发生是一种祝福。因为现在我将为所有的女性及对所有的女性发声。我之所以站出来，是因为如果我不这样做，我又怎能指望其他女性发出自己的声音？我们把男人看成权威人物，而将自己视为受害者。这就是我们的成长方式——认为即使我们努力也无法获胜。这社会用许多不易察觉的方式在贬低、羞辱和削弱女性。我们为了自我价值而奋斗，但我们仍然发现很难发声，或根本不可能发声。顺从的女性被训练得如此彻底，因此我们必须学会即使对最微小的界线的侵犯也要保持警惕。我们被教导去为男人分担和承担负荷——首先是我们的父亲，然后是男朋友、老板和丈夫。我们做了这么长的时间，以至于我们认为这是正常的。我们必须学会揭发真相。害怕尴尬和暴力使我们保持沉默。有多少女性生活在战场的氛围中，又有多少孩子是在这种环境中长大的？那么，女性要如何终止这一切呢？透过知道我们有能力；透过拒绝保持沉默。女性曾经允许它发生，那么终止它也是女性可以决定的。事实上，如果没有女性的明示或暗示的许可，它根本不可能持续这么长的时间。我们不能再让它继续存在。

如果我们愿意保持警觉地拒绝，就可以养成拒绝的习惯，然后我们就可以翻转整个虐待的局面。默不作声对我们女人和整个社会来说都是有害无益的。从二十世纪六十年代末的女性解放运动至今已经过了几十年，但这种言语虐待和性侵犯的行为仍然普遍存在。在大多数工作场所中，这似乎已成为家常便饭了。女性不得不忍受这种情况。因此，现在该是我们不再让自己被自己或身边的人虐待的时候了。让我们说出真相；让我们揭开秘密。坦白公开将终止这种行为。只要虐待者无法逍遥法外，他们就不敢再做这种事。别跟虐待者和那些试图维持现状的人沆瀣一气——这不仅使我们个人蒙羞，也使所有的女性蒙羞。如今，只要我们勇于站出来发声，就再也不必容忍任何形式的虐待。我们每一位发声的人，都为其他人创造了说出真相的空间。

我们必须学会设定适当的界线来维护自己的尊严。那么，女性必须建立哪些界线，以确保自己能始终受到尊重呢？我们必须从相信自己应该有界线的信念出发。我们往往没注意到危险的迹象，没察觉到有什么事不太对劲，等到事情发生时，我们才感到震惊并受到侵犯。事实上，虐待是一种权力游戏，它操纵着我们。我们之所以保持沉默，是因为我们担心丢掉工作，害怕可能随之而来的后果。甚至在与不戴避孕套的男人发生关系时，我们也是不发一语。我们应该大声地说出来："我尊重我自己，我不会容许你把我置于危险之中。要么就戴上避孕套，要么就走开！"但我们会这样做吗？这并不常见——因为害怕、尴尬和羞耻。

当我们像安静的羔羊般保持沉默时，我们就只会被带往屠宰场。我们因为太尴尬而不敢发声。我们记得以前这样做时得到的反应。他们嘲笑我们；他们认为那只是个笑话。他们不理会我们，或让我们觉得我们是麻烦制造者。于是，不分享和不说出来就成为一种规则。大家相安无事，别无风起浪。虐待事件就是这样得以持续发生的。

我们女人必须平衡权力的天平。暴力和性虐待是女性最脆弱的两个领域。我们必须学会以严正的态度对待所有的事件——要像谈生意一样地务实，而不是表现出一副脆弱的模样。如果不想要的话，我们也不必成为"愤怒的婊子"；我们可以从爱和同情出发，同时采取铁腕般的坚定行动。

我们必须培养自我价值，这样我们才能勇于拒绝。我们必须打开自己的眼睛和直觉，注意那些事情暗中累积起来的方式。从一开始就把事情说出来；对小事质疑；拒绝容忍不良的行为；寻求帮助；立刻制止。虐待者会先看他们能逃脱哪些事，然后再慢慢地得寸进尺。我们必须一开始就制止任何越界的行为，即使当时事情还小到微不足道。虐待的第一个迹象是什么？立刻把当事人叫过来问清楚。此外，要有心理准备，对方可能会矢口否认。男性长期以来都在做这种伪装。"我是何许人也，我才不会做那种事！我一辈子都没做过那种事！"有些男人的反应是如此快速、圆滑、熟练和专业。一旦我们接受他们的借口，女人就参与了男人的密谋；女性就成为助纣为虐的帮凶。每当我们默守这些秘密时，我们就成为社会破坏力的一部分。因此，我们确实必须检视自己保守了哪些秘密。女性一直在小心翼翼地行事，迁就那些虐待者，成为滋养他人的人。现在是我们开始滋养我们自己的时候了！

我不知道所有的答案，但我有一个大嘴巴。每当我在公开场合谈话时，我都会针对这些问题发表意见。我会鼓励各地的女性在这些问题上教育自己——站起来发声，必要时成为麻烦制造者也没关系。集体的力量可以在一代人的时间内解决这些问题。我们可以拯救自己的女儿免于遭受我们所经历的苦难。

我们必须开始为女性举办课程，教导她们如何尊重自己；我们必须想办法做好准备，以便在我们发现自己被侵犯或即将被侵犯时有应对的方法。这就像是防火演练一样——随时做好准备并充满实力。培养自我价值、爱自己和自尊是非常重要的，否则我们就不会认为自己应该受到尊重和保护。

我们来学习建立能量屏障——一种使我们感觉受到保

护的精神盾牌。其中一种方法是，在任何地方的任何情况下——在家里、职场、社交场合中——都幻想自己能主导一切。检视生活中有哪些方面你不尊重自己或不给予自己自主权，并立誓终止这种情况。开始在心中建立自主的力量；想象在各种情况下你想要被如何对待；说那些能提升自主力的肯定语。你的疗愈进程将就此展开。而随着我们的疗愈，我们也会自动自发地教导身边的年轻人。

通过阅读书籍和自我教育，我们会知道自己可以有不同的选择，而不仅是"随波逐流"。抽出时间演练一下，在各种可能被羞辱的情况下，你要如何掌控局面。当我们有了考虑周到、精心规划的行动方案时，我们就会更有力量。至关重要的是，我们必须发展并真正明白自我价值，以及了解到我们不必迁就任何让我们感觉不对的人和事。

我们必须教导身边的人该如何对待我们——在我们感觉不受尊重时拒绝他们。"如果你希望继续跟我在一起，你就必须尊重我。"这是我们必须说出的基本原则。我们的社会必须了解到，友好并不等于性邀约。当我们屈服于不尊重的性邀约时，这是一种羞辱我们所有人的行为。以新郎在婚礼前与他人发生关系的情境为例，这不过是一场权力的游戏。这种人违反了爱情的承诺，是霸道的山大王。

女性必须停止迷恋那些花心的男人。让我们变聪明一点。花心的男人是女性的猎捕者；他们根本不尊重女人。无论他们有多么富有或帅气，他们都背叛了我们。女人常说："噢，他好可爱！"但这不能成为削弱我们的力量的理由。我们不能再迷恋那些花花公子；他们只是花心的人。我们经常用赞美来回报他们，但他们依然剥夺了我们的尊严。我们应该欣赏男性那些良好的性格特质，而不是那些贬低我们的特质。事实上，那个看起来如此令人脸红心跳的男人，很可能在我们有孩子时不会在身边照顾他们。

对女性的愤怒，往往源自母亲的问题。请不要跟那些憎恨自己的母亲的男性交往或结婚，因为他迟早会将这种情绪发泄到你身上。如果他愿意接受治疗，这种模式可能会改变；如果不愿意，他将永远憎恨女人。只要女性保持沉默，虐待就会继续存在。这将对自己、家庭、职场和社会造成危害,并削弱我们的世界未来的力量。

请务必读珍妮弗·科伯恩[1]的《拿回自己的力量:职业女性对性骚扰的回应》(*Take Back Your Power: A Working Woman's Response to Sexual Harassment*);以及米拉·柯尚邦[2]的《好到不愿分,坏到不想留:决定留下或分手的逐步指南》(*Too Good to Leave, Too Bad to Stay: A Step-by-Step Guide to Help You Decide Whether to Stay in or Get out of Your Relationship*);还有伦迪·班克罗夫特[3]的《他为什么打我:家庭暴力的识别与自救》(*Why Does He Do That: Inside the Minds of Angry and Controlling Men*)。这些都是强而有力的书,可以为你提供许多工具来提升自己的力量。

---

[1] 珍妮弗·科伯恩(Jennifer Coburn),美国女作家,目前和她的丈夫居住在圣地亚哥。
[2] 米拉·柯尚邦(Mira Kirshenbaum),栗山研究所(Chestnut Hill Institute)的临床主任,这是一家位于洛杉矶的治疗和研究中心,她从事个人、夫妇和家庭的治疗工作已有40多年了。
[3] 伦迪·班克罗夫特(Lundy Bancroft),在他过去30年的职业生涯中一直专注于虐待、创伤和康复方面的研究,凭借《他为什么打我:家庭暴力的识别与自救》获得了2005年北美儿童福利资源中心颁发的文学奖。

如同我之前说的,我对男性和他们肩负的重担深表同情,但这并不表示我会容忍虐待。我也绝不会在这个问题上保持沉默。这是我能为女性做的最小的事!

敬重自己的
肯定语

我是有价值的人。

我始终受到尊重的对待。

我有自主的力量。

我支持其他女性。

我轻松地为自己发声。我值得拥有界线。

我的界线受到尊重。

必要时,我会掀起波澜。

我有很棒的支持团队。

我诚实正直。

我越坦白公开，我就越安全。

我的自我价值非常强大。

我是疗愈其他女性的女人。

我有强大的能量屏障。我生活中的男性都敬重女性。

我拥抱自己的力量。我爱自己、敬重自己。

心灵决定什么，
身体就接受什么

第九章

如何优雅地迈入老年
请先停止你悲观的假想

♥

别再过分强调年轻文化了！现在该是我们帮助较年长的女性充分发挥她们的潜力，好让她们在这世上真正找到有尊严的地位的时候了。我想贡献一己之力，确保所有女性在变老的过程中都能找到爱自己、自我价值、自尊和社会的重要地位。这并不是要贬低年轻的一代，而是要用最正向的方式真正实现世代之间的"平等"。

当我环顾眼前这些较年长的女性时，我看到许多的恐惧、糟糕的健康状况、贫困、孤独，以及对"走下坡"的无奈感。我知道事情不必如此。目前的这种衰老方式已根植在我们身上，而我们也接受了它。作为一个社会，除了一些特例外，我们普遍认为，我们下半生的进程就是变老、生病、老糊涂、虚弱，然后死去。事实上，我们任何人都没必要这样。没错，我们终究都难免一死，但生病、老糊涂和虚弱并不是我们非经历不可的选项。

我们不该再接受这些恐惧。现在是我们所有人反转老化当中那些负面部分的时候了。我相信，我们的后半生可以过得比前半生更美好。事实上，只要我们愿意改变自己的思维，接受新的信念，我们便能将后半生变成我们的"黄金时光"。如果我们想要成功地老去，我们就必须有意识地选择这样做。因为我们想要的不仅是寿命的延长，同时希望未来的岁月是充实的。晚年这些多出来的岁月就像空白的石板，我们在上面书写的内容将使我们有不一样的人生。

我们可以从历史上得知，过去人类的寿命非常短暂。起初人类只能活到十几岁，然后是三十多岁，后来到四十多岁。即使在二十世纪初，五十岁也已被视为老年。在一九〇〇年，我们的预期寿命只有四十七岁。而现在我们接受的正常的寿命是八十岁。为什么我们不能在意识上向前一大步，将新的接受水平提高到一百二十岁或一百五十岁呢？

这并非遥不可及的事。我可以预见在一两代人的时间内，长寿对大多数人来说都是正常又自然的事。我认为，新的中年将会是七十五岁。几年前，某所大学进行了一项关于老化的研究。研究人员发现，你认为哪个年龄是中年，它就会是你的身体开始老化的时间。你看，心灵决定什么，身体就接受什么。因此，我们现在就可以毫不犹豫地将七十五岁视为中年，而不是四十五岁或五十岁。身体也会很乐意接受这种信念。事实上，我们可以重新建构对不同人生阶段的看法。

北卡罗来纳州达勒姆人口研究中心得出结论，如果老化模式继续像自一九六〇年以来那样发展，理论上人类的寿命极限可以超过一百三十岁。就在一九六〇年，人瑞大约仅有三千五百人；到了一九九五年，人瑞已经达到五万四千人左右。他们是人数增长最快的年龄组。该研究发现，没有证据表明某个特定年龄是人类寿命的极限。他们还认为，最长寿的人最有可能是女性。

几代人以来，我们一直让那些表示我们在地球上度过多少年的数字来告诉我们该有什么样的感受和行为。如同人生的其他面向一样，我们在心理上接受和相信的关于衰老的信念会成为我们的现实。而现在，是我们改变自己的信念的时候了。我知道，透过接受新的观念，我们可以使衰老的过程成为一种积极、充满活力、健康的体验。

我现在已迈入人生的第七十个年头，而我是高大、强壮又健康的女性。我在许多方面都觉得自己比三十岁或四十岁时还要年轻。因为我不再感受到那些遵循某些社会标准的压力。我有自由去做我想做的事。我已停止寻求认可，不再在乎别人对我的评价。我走路更加昂首阔步，我不必再背负那些沉重的包袱。并且我发现，我比以往更常让自己开心。同侪压力确实变得不那么重要了。换句话说，这是我人生中第一次将自己放在首位。这感觉真好！

当我提到活得更长寿时，很多女性可能会觉得："噢，我可不想在贫病交加中受折磨那么多年。"真是令人惊奇，当我们对新的想法和可能性敞开大门时，我们的头脑就立刻想进入限制性的思维！我们根本没必要将晚年与贫困、疾病、孤独和死在医院混为一谈。虽然这些是我们现在周遭经常看到的情况，但这是我们过去的信念体系创造出来的结果。我们今天选择相信和思考的内容，将创造出我们的明天。事实上，我们随时都可以改变自己的信念体系。我们曾经相信地球是平的。而如今，这对我们而言已不再是事实。

如同我之前说的，人生是一连串的起起伏伏，包括学习过程中的种种经历，以及成长进步的各个阶段。而现在，我们正处于进化的新阶段。婴儿潮的一代，也就是二十世纪四十年代后期至二十世纪六十年代初期出生的人，他们处于这种意识的戏剧性转变的前沿。如今，那些正逐渐迈入老年的五十岁人士，他们的身体状态比以往的任何时候都要好。婴儿潮一代的大多数人，今天可以轻松地活到九十多岁。我们几乎就像是经历了两次成年期。况且我们现在发现，我们的寿命可能是没有极限的——这完全取决于我们能多快地理解和接受关于老化的新观念。

我同意，随着我们每个人寿命的延长，我们将不得不彻底改进我们目前建构社会的方式、退休的问题、保险和医疗保健。但这是可以做到的。没错，对我们所有人来说，这是一个巨大的变革期。我们不能继续像过去那样生活，同时还期望我们的生活会变得更好。现在该是采取新的思维、新的观念和新的做事方法的时候了。

甚至我们目前的住房形式也不符合人性和不利于产生亲近感。我认为，我们还需要不同的建筑和生活方式。公寓大楼和退休村的各种管理和规定，将老年人与生活隔离开来。孩子和孙子在哪里？欢乐和笑声在哪里？我认为，我们需要更多的社区生活；我们需要更多的复式公寓——两个相关的家庭分别独立生活，但并排而居。我们甚至可以建设更多的四层公寓——两个家庭住在楼上的公寓，而楼下的两间公寓出租以赚取收入。这将有助于老年人和孩子更加亲近。孩子可以使老年人保持年轻，而老年人可以为孩子的人生带来智慧和意义。重新回到几代人住在一起，或就近居住的大家庭生活，将为社会带来莫大的好处。

在过去的几年里，因为我的"年龄"，我一直收到邀请我入住各种退休社区和"活跃老年人之家"的信件。其中总是包含一些诱人的条件，比如附带医疗中心或附近有医疗中心。他们使用的词句包括"邻接专业护理设施""享受辅助生活服务的所有好处""二十四小时紧急医疗服务"和"药物监管"。他们其实是在说："你生病时，我们会在这里照顾你。"我认为，这种思维方式会让老年人相信他们将会生病。

我希望有人能建立一个退休社区，包括一个全面的健康中心。在这里，你不会看到传统的护士和医生，而能体验到脊椎按摩、针灸、顺势疗法、中医、瑜伽以及健身俱乐部等。这将会是每个人都可以期待健康无忧地度过晚年的地方。我敢打包票，这样的设施很快就会供不应求。这是我希望未来能看到的退休之家。

我们塑造的崇尚青春的文化，加剧了我们对自己身体的不适感，更不用说我们对皱纹的恐惧了。我们把脸庞和身体的每一个变化都视为令人鄙视的东西。这是一种多么糟糕的看待自己的方式。然而，这只是一种想法，而想法是可以改变的。我们看待自己和自己的身体的方式是后天学来的。我希望每个人都能拒绝这些错误的看法，开始喜爱并珍惜内外都无比美好的自己。

那些对自己感到不满的年轻女孩，往往会寻找各种讨厌自己的身体的理由，并认为问题就出在那儿。由于广告对我们施加的巨大压力，我们经常会认为自己的身体有问题。我们会觉得，要是自己的身材够瘦、头发颜色够金、身高够高就好了——要是我们的鼻子更大些或更小些、要是我们的笑容能更灿烂一点——说也说不完。因此，尽管我们都曾年轻过，但我们很少人能达到当时的审美标准。

随着我们变老，这种自卑感依旧如影随形。我们会找到许多方法来"将我们的里子与别人的面子进行比较"。也就是说，我们将自己内心的感受与别人外表的样子进行比较。对于这种情绪的现代看法是：别将你的生活与其他人的高光时刻进行比较。这些已经内化的、认为自己不够好的感觉，永远无法被服饰、化妆品或其他表面的东西所治愈。然而，肯定语可以帮助我们做出永久性的改变。我们可以利用肯定语，来将有意识和无意识的负面想法转变成爱自己的陈述，例如"我就是这么美"和"我喜欢我的样子"。

不断地爱自己和欣赏自己，对我们的健康和幸福而言至关重要。如果你对自己身体的某个部分不满意，那么就用一个月的时间，不断地将爱投入那个部位。真心地告诉你的身体，你爱它。你甚至可以为过去讨厌它而向它致歉。这个练习可能听起来很简单，但它确实有效。无论在人生的哪个阶段，爱自己的身体都是非常重要的。而随着我们变老，这一点将变得必不可少。

卡罗尔·格雷[1]在她那启发人心的音频录音《敞开心灵

---

[1] 卡罗尔·格雷（Carol Hansen Grey），美国作家和励志演说家。

放轻松》(*Open Your Heart and Lighten Up*)中鼓励女性,每天花五分钟时间用乳液按摩自己的身体;对每个部位表达爱,并感谢它们的奉献。古老的阿育吠陀医学建议我们,在淋浴之前用芝麻油从头到脚按摩自己的身体。任何被爱的人、地方或事物,都会展现其最好的一面来回应我们。你现在为自己创造的爱,将会伴随你的一生。如同我们学会讨厌自己一样,我们也可以学会爱自己。我们只需要一些实践。

有时候,为了引入新的想法和新的观念,我们必须先清除心中一切旧有的负面想法,就像我们必须定期清理生活中的旧垃圾一样。许多年长者还抱持着大萧条时代的态度,总是保留着那些不再需要的东西。若你家里有一些再也用不到的东西,请清理这些物品。你可以把它们捐赠给无家可归者或真正需要它们的人,或是做旧物出售。清理你的生活,给自己一个崭新的开始——远离旧有的废弃物和过去的回忆,迈向全新的生活。

未来永远是充满希望的

年岁的增长并不表示我们的生活质量必然会下降。我选择将自己人生的各个阶段看成朝着不同的方向前进，而且每个方向都同样美好。事实上，现在有些事情甚至比我年轻时还要好。我的年轻岁月充满了恐惧，而现在则充满了自信。

我真的认为，我们有许多恐惧其实是不必要的。事实上，那些恐惧是别人教给我们的，而它们已深植在我们的脑海中。然而，这只是一种习惯性的思维模式，而它是可以改变的。许多年长的女性普遍存在着负面的思维，结果是，她们的一生都在不满中度过。

我想帮助你有意识地安排晚年的理想生活，让你了解到这段岁月可以是你人生中最有意义的时光。要知道，无论你的年纪有多大，你的未来都永远是充满希望的。你要将晚年看成自己的黄金时光。你可以成为卓越的长者，知道自己无论年纪多大都可以成为社会中强大、积极、充满活力的一分子。

安静坐着时，将注意力转向内在。想想你所有的快乐时光，然后让你的身体感受这份喜悦。回忆你所有的成功、所有让你感到自豪的事，即使只是一些小事。紧紧地拥抱这些感觉、这份喜悦和自信。现在展望十年后，你看见自己在做什么？成为什么样的人？你看起来是什么样子？你的感受是如何？你是否带着喜悦？现在再展望二十年后，你看到了什么？你是否活跃、机敏、对生活感兴趣？你是否被那些爱你的朋友所围绕？你是否在做那些令你感到充实的事？你对人生做出了哪些贡献？现在就是你想象及创造自己的未来的时候。尽力想象自己的未来是充满了健康、希望和喜悦的。它就是你的人生，你将过着这样的生活。

千万别认为这对你来说为时已晚，或你的年纪太大已谈不上梦想和目标。事实上，梦想和目标能使我们保持年轻，对生活感兴趣。因此我们要活在当下，忘掉过去。

其实，我的人生直到四十多岁时才开始有意义。五十岁时，我开了一家规模非常小的出版公司。第一年，我只赚了四十二美元。五十五岁时，我踏入计算机的世界。它们令我感到害怕，但我还是参加课程，克服了对计算机的恐惧。六十岁时，我有了自己的第一座菜园。同时，我还报名参加了儿童美术课，开始学习绘画。随着每一年过去，我变得更有创造力，生活也变得更加丰富。我写作、演讲、教学，并且不断地阅读和学习。我拥有一家非常成功的出版公司。我是坚持有机耕作的园丁，大部分的食物都是我自己种的。我喜欢人们和派对，并拥有许多充满爱的朋友。我到各地旅行，每周还会上一次美术课。我的生活确实就像百宝箱一样。

你们许多人就像我一样，正在步入年长者的行列。而现在该是以不同的方式看待人生的时候了。你不必像自己的父母那样度过晚年，你和我可以创造一种新的生活方式。我们可以改变所有的规则。当我们认识到内在的宝藏，并带着它们走向未来时，我们的眼前只有一片美好。我们会明白并且确定，发生在我们身上的一切都是最好的，都是为了带给我们最大的喜悦，并深信我们绝不会出差错。

要学会对人生做出巨大的贡献，而不只是变老、放弃和死亡。我们有时间、知识和智慧来怀着爱和力量走向世界。当今社会面临许多的挑战。有许多全球性的问题和困难需要我们的关注。看我们能在哪方面投入自己的精力来帮助这个地球。我们活得更久肯定是有原因的。我们必须知道这多出来的时间是要我们做什么的？如果我们只是玩"游戏"，那么一段时间后就会觉得乏味。

如果你或亲友常去老人中心，不要谈论自己的不适，而要讨论大家可以怎样齐心协力改善社会的一角。你们能做些什么来让每个人的生活变得更好？无论你的贡献有多小，它都是有意义的。如果每个年长者都做出一点贡献，我们的国家就会越来越好。

在社会的各个层面活跃起来，我们将看到自己的智慧进入各个阶层，从而将我们的国家转变成充满爱心的地方。

因此,我鼓励你:向前进,发出你的声音,走向世界,活出精彩!这是你重拾力量及创建一个你会自豪地传承给后代子孙的世界的大好机会。

学校里的孩子总是会被问:"你长大后想做什么?"老师教导他们要为未来做好计划。我们也应该抱着同样的态度,为我们的晚年做好计划。当我们年老时,我们想成为什么样的人?我想成为卓越的长者,以各种方式为社会做贡献。灰豹组织的领袖玛吉·库恩[1]以前常说:"我希望自己是在完成出色的任务后,手里拿着公文包在机场死去。"

无论我们是十四岁、四十岁,还是八十岁,我们都是在老化的过程中一步步迈向生命的终点。我们的想法和言行都是在为下一步做准备。让我们带着觉知老去,也带着觉知离开这个世界。一个值得我们所有人思考的问题是:

---

[1] 玛吉·库恩(Maggie Kuhn,1905—1995),美国活动家,因创立灰豹组织而闻名,她因在当时的法定退休年龄被迫退休而成立了灰豹组织,除了最初对强制退休问题的回应外,灰豹组织还参与了反战活动、医疗保险和社会保障维护等社会活动。

"我希望自己是怎样老去的?"看看你周围的人。注意那些悲惨地老去的女人,也注意那些精彩辉煌地老去的女人。这两组女性有什么不同之处?你是否愿意努力让自己的晚年过得健康、快乐又充实?

接下来的问题是:"我希望怎样离开这世界?"我们对人生的许多方面都有所考虑,却很少想到自己的死亡,只会谈死色变。无论你的父母是怎样离世的,你自己离开这地球的方式可以是一种积极的体验。你要怎样为自己的死亡做准备?你希望自己身上插着管子在病床上无助地死去吗?还是希望在大限来临时,你跟朋友在下午聚会后,进去房间小睡就再也没醒过来?我很明确地选择后者。我现在正在调整自己,好让我的生命能以这种方式结束。如果目前你对临终的想象是很负面的,你也可以随时改变它。我们完全可以让临终成为一种平静又喜乐的体验。

当我们认识到,我们在外在世界所经历的一切,其实是我们内在的能量模式的反映时,地球或整个世界就开始得到疗愈。在任何疗愈的过程中，很重要的一点是要认识到我们与整个生命的关联与相互影响，并开始将积极的疗愈能量投射到这世界。我们许多人就是因为不晓得这一点，才会困在自己的能量中而不知道付出和分享疗愈力量。疗愈是一种持续的过程，如果我们等到自己"痊愈"后才开始分享爱，那么我们可能永远都等不到这个机会。

"噢，我太老了，做不了这个或那个。"这种说法将完全过时。因为我们会看见年长者们完成了我们说他们做不到的事。"太老"这个概念只适用于临终的时候。因此在死之前，我们没有理由不充满活力。

在达拉斯有一群年龄从六十二岁到八十岁的妇女，她们定期练习空手道。她们已经组成一个名为"铁木兰"的空手道表演团体。她们到各个中心表演，证明了空手道可以成为老年妇女的运动。此外，这些妇女在任何情况下遭到攻击时，都可以轻而易举地保护自己。

全美各地还有一些老年妇女团体，她们聚集在一起参与股票市场的投资。其中一些团体在这方面取得了相当大的成功。伊利诺伊州的一个团体出版了一本名为《比尔兹敦女士们的常识投资指南》(*The Beardstown Ladies Common Sense Investment Guide*)的书,已销售超过一百万册。

一些研究显示,参加举重运动的老年人可以重新活化他们的身体。他们可以再次控制那些多年来处于休眠状态的肌肉。事实上,那些通常与老化有关的疾病,其实是多年来缺乏活动的结果。教练们发现,九十多岁的人在不到两个月的时间内,可以将他们的力量提升到原来的三倍。此外,这种运动还对他们的心智产生了刺激作用。

我们正在发现,大脑不会因为达到某个年龄就萎缩和死亡。在许多情况下,如果我们透过智力活动和运动来刺激自己,对生活保持兴趣,我们就可以促使大脑保持警觉。当我们不再挑战自己的大脑时,人生真的会变得非常枯燥乏味。那些从不运动、只会谈论自己的疾病的人,他们的生活是多么狭隘又无趣。

几乎所有关于老年人的研究都是制药业做的,并且研究的都是关于身体的不适、老年人的"问题",以及我们需要哪些药物。事实上，我们现在有必要深入研究那些健康、快乐、充实、享受自己的人生的老年人。我们对老年人身上的"优点"研究得越多，我们就越能知道如何实现健康的生活。可惜的是，制药公司在健康的人身上是无法赚到钱的，因此他们从不资助这一类研究。

无论我们的年纪有多大或有什么样的问题，我们都可以从今天开始做出积极的改变。只要我们愿意爱自己、珍惜自己，我们就能学会爱。随着我们每天都爱自己多一点，我们也会更愿意接受他人的爱。爱的法则的要求是，要将注意力集中在我们想要的，而不是我们不想要的上。因此你要专注于爱自己，并使用这个肯定语："此刻我完全爱自己。"

如果希望自己在年老时能得到尊重，我们就必须从今天开始打下基础，尊重生活中遇到的年长者。今天我们怎样对待年长者，将来我们就会怎样被对待。我们必须倾听我们的年长者，倾听那些充满活力的年长女性发出的新声音。我们可以从她们身上学到很多东西。这些女性充满了能量、智慧和知识。她们将人生视为觉醒的道路，她们不是在变老，而是一直在成长。

我强烈推荐盖尔·希伊[1]的《新阶段：在时光中绘制你的人生地图》(New Passages: Mapping Your Life Across Time) 一书。她对于成年生活的新地图和我们面临的变革可能性的洞察，使我发自内心想要帮助所有人成为卓越的长者。不管你现在有多年轻，你未来都可能会非常长寿，而现在正是为了快乐又充实的晚年做好准备的时刻。

做出这些积极改变的一个辅助方法是使用肯定语。虽然我们所有的想法和言语都用肯定语，但当我们提到"做肯定语"时，我们指的是创造那些有意识地对心灵进行重新设定来接受新的生活方式的积极陈述。选择那些能赋予你卓越长者身份的肯定语。每天早上的第一件事和晚上的最后一件事，就是说出后文的其中几句肯定语，以积极的心态开始及结束每一天。

---

[1] 盖尔·希伊（Gail Sheehy，1936—2020），美国作家、记者和讲师。她为《纽约》和《名利场》等杂志撰写了许多备受瞩目的文章。

成为卓越长者的
肯定语

我的人生还有很长的日子。

不管几岁,我都年轻美丽。

我用充实又富有成效的方式为社会做贡献。

我掌握自己的财务、健康和未来。

我接触的任何人都尊重我。

我欣赏并尊重我生命中的儿童和青少年。

我充满活力和喜悦地迎接新的一天。

我充实地度过每一天。

我晚上睡得很好。

我每天都有新的不同想法。

我的人生是一场光荣的冒险。

我接纳生命带给我的任何体验。

我的家人支持我,我也支持他们。

我没有任何限制。

我发声;社会领袖听见了我的声音。

我花时间跟自己的内在小孩玩。

我冥想,安静地散步,享受大自然;我喜欢独处的时光。

我的生活充满欢笑;我毫无保留地笑。

我思考如何帮助地球疗愈,并付诸行动。

我为生命的和谐做出贡献。

我有的是时间。

我的晚年是我的黄金时光。

疗愈的冥想

　　我为每一年的岁月感到喜悦。我的知识宝藏不断地增长，我与自己的智慧交流。我走的每一步都能感受到天使的指引。我知道如何生活，我知道如何保持年轻和健康。我的身体每一刻都在更新。我充满活力、活泼又迷人、健康又充满生命力，贡献一己之力直到人生的最后一天。我心平气和地接受自己的年纪。我创造了自己想要拥有的各种关系；我创造了自己所需要的成功。我知道如何取得胜利。我的晚年是我的黄金时光；我成为卓越的长者。我现在尽我所能为人生做出贡献，知道自己有爱、喜悦、平安和无限的智慧，现在和永远。

　　事实就是如此！

大多数女性口口声声说"我想要钱""我需要钱",
但我们却竭尽所能地筑起高墙来阻止金钱进来

第十章

善用金钱技巧
打造无虞未来

♥

　　传统上，女性在生活中一直受到男性的保护。这些男性通常认为女性不需要"为钱的问题伤透美丽的小脑袋"，这种事父亲和丈夫会处理。然而，这样的观念使得女性对离婚或丧偶后的处境毫无准备。事实上，我们"美丽的小脑袋"学习理财绰绰有余。在小学和初中，女生在数学方面的表现往往比男生更出色。

　　如今，该是女性学习更多关于理财投资的时候了。我们完全有这方面的能力。每位女性都必须在经济上保持独立。我们有太多人没有在家中或学校接受过金钱方面的教育。没有人教导我们关于经济领域的事。在传统家庭中，男人负责赚钱，而女人则负责照顾孩子和保持家中整洁。事实上，许多女性在金钱管理方面比男性更出色，而有些男性则在烹饪和做家务方面更有能力。这个社会认为金钱管理是男人的事，不过是想让女人继续安守本分。

很多女性对"金融"一词感到害怕，因为对她们来说这是一个陌生的主题。我认为，我们必须超越那种"女人不懂"的旧观念。我们认为自己什么都不懂，其实我们比自己想象中要聪明，并且我们可以学习。我们必须上课、听录音、阅读书籍，以及组办读书会。当我们对金钱和金融有更多的了解以后，就不会再那样感到害怕。

只要在当地的社区看看，就很可能会找到提供免费或仅收少许费用的金融知识课程的非营利组织。大多数的大学院校都有开设夜间或周末的持续教育计划课程，旨在帮助女性更加熟悉金钱的管理和投资。这将增强女性的信心。我确定你居住的地区也会有类似的课程，请寻找看看。

所有的女人都必须了解金钱、财务和投资。即使你是幸福的已婚妇女，喜欢当家庭主妇、喜爱孩子等，你也必须了解这些事情。金融专家芭芭拉·赫森[1]提醒我们："丈夫不是财务计划。"想想看，要是你的伴侣突然撒手人寰或跟你离婚，你要怎样独自抚养你的孩子？如果女性没有学会财务规划，这时候就会陷入困境。因此要趁早学会这些事情。如果在需要之前就学过这些，或许你永远也不需要用到它们。知识永远是一种力量。

即使从最小的地方开始累积金钱，我们也能开始迈向富裕。看着自己的储蓄增加是一种乐趣。从储蓄开始，我们进入投资的领域。接下来，就让钱为你工作，而不是你为了钱而工作。我已经用了这句肯定语很长时间："我的收入不断地增加，我到哪里都会成功。"我把它当成个人的信条，而你也可以这样做。它有助于改变你的金钱意识。这些都是基于我的经验，因为我来自一贫如洗的家庭。我有

---

[1] 芭芭拉·赫森（Barbara Huson），畅销书作家、演讲家、主持人、金钱与财富教练。

很长的一段时间身无分文。因为当时我没有富裕的意识，而只有穷困的意识。但是，透过意识的改变，我走到了今天这一步。我的意思是，我改变了对自己、人生和金钱的看法。随着我的思维改变，我的意识和我的世界也改变了。

我是大萧条时期出生的孩子。当时几乎看不到钱这种东西。我的整个童年，家里没有热水壶，所有的食物都是烧柴煮的。冰箱更是奢侈品，我们连听都没听过。我父亲在一个政府支持的就业项目——公共事业振兴办事处工作。在我还很小的时候，他赚了钱，但并不多。我记得当我终于在廉价商品店找到工作时有多么兴奋！这件事让我的意识开始扩展。接着，我在仓库和餐馆上班，做着各种卑微的工作，因为当时我的意识是那就是我应得的。我花了很长的时间才打破这些信念。我逐渐明白宇宙充满了丰盛的物质，而我们只要愿意扩展意识就能获得它们。宇宙喜欢给予，问题是我们很难接受。除非我们能扩展自己的意识，从而接受我们可以成功、我们值得成功、我们有能力成功的想法，否则我们就会继续处于匮乏的状态。也唯有那个时候，我们才会允许宇宙给予我们丰盛的一切。

大多数女性口口声声说"我想要钱""我需要钱"，但我们却竭尽所能地筑起高墙来阻止金钱进来。事实上，最难教的课就是成功课。当我们挑战人们对于成功的信念时，他们就会变得非常非常愤怒。而那些最需要金钱的女性，通常会有最强烈的贫困信念。当这些信念受到挑战时，她们也是反应最激烈的一群人。任何人都能改变自己的限制性信念，只是需要改变的信念越多，过程看起来就越困难，你也会因此变得更害怕、更有戒心。

请务必制作一份清单：我对金钱的看法。将你所有的信念都列出来，包括你小时候听到的所有关于金钱、工作、收入和成功的言论。同时，写下你对金钱的感受。

你讨厌钱吗？

你觉得钱是肮脏的吗?

拿到钱时,你会把它揉成一团吗?

你是否曾对十元美钞说出充满爱的话?

你是否感谢过电信公司为你提供服务并信任你会支付电话费?

得到钱时你是心存感激，还是总在抱怨钱不够多？

真正地检视自己对金钱的态度，你可能会对自己的发现感到惊讶！

第一次赚取超过维持生计所需的收入时，我有很深的罪恶感。我试着把钱给出去或花在愚蠢的事情上，只为了让自己再次一贫如洗。拥有额外的金钱与我早期的信念反差太大，以至于我在潜意识的层面上想要摆脱它。我花了很长的时间才改变自己的信念，并且知道我应该赚取金钱、储存金钱、享受金钱。

女人必须了解，没有任何事物会进入我们的生活，除非我们在意识中已经创造了它。因此我们已经"赚到"了它——透过我们的意识权。我们把心灵存款（正向肯定语）放进宇宙银行，等到我们存入足够的心灵存款时，它们就会以成功的形式回到我们身上。不要对将美好的事物带进你的生活而感到罪恶。因为你早就赚到它了！你不必付出代价，你已经完成你该做的工作。这就是它会出现的原因。

当你的收入开始增加，你的工作变得更顺利，金钱开始涌入时，表示你已经在意识中赚到它。这个新状态是你应有的享受。因此，我们可以用一句很棒的肯定语："我已经赚到这个，我值得拥有它，我已经赚到它了。"然后表达感谢。如同我之前说的，宇宙喜欢感恩的人。

不要浪费时间问为什么你比别人成功（或失败）。我们都依循着自己的意识法则在运作。事实上，只要敞开意识接受新的观念，每个人都能在自己的生活中创造出美好的事物。灵性觉醒一直在等待我们，愿不愿意接受它，是由我们自己决定的。机会永远都在，接不接受它，也是由我们自己决定的。当学生准备好时，老师就会出现，不早也不晚。

我认为，应该将十分之一的金钱奉献给自己，这是非常有力的做法。将十分之一的金钱奉献给自己，就是在向宇宙宣示："我值得，我应该，我接受。"我建议女人将自己收入的百分之十至百分之二十奉献给自己。先从你的收入中扣除这笔钱。这笔钱不是用于日常开销而是储蓄起来，并且只用于重大开支，例如买房或创业，这样你就不会动用这笔钱。即使一开始的金额很小，也要存起来。你会惊讶地发现，钱多么快就累积起来了。将十分之一的金钱奉献给自己是爱自己的行为，并且有助于建立自我价值。

宗教机构希望你捐款给它们的教堂，将十分之一的收入奉献给上帝。然而，你是上帝的一部分；你是宇宙万有的一部分。如果你想把十分之一的收入奉献给你的精神信仰，那也没问题；但同时也请奉献十分之一的金钱给自己。不要犯那种"等到赚到更多钱时再来奉献"的错误。因为只要你还抱持着贫困的思维，你就永远不会赚到足够的钱来奉献。你必须现在就信心十足地从收入中扣除这笔钱，甚至要在你到手花掉之前就这么做。接着，你便可以根据剩下的金额来制订计划。你会惊讶这个练习如何为你的生活带来了更多的美好。奉献金钱给自己就像是打造了吸引金钱的磁铁!

要记住,爱自己和爱他人
是我们在地球上最重要的任务

第十一章

女性联盟
建立互助团队可以滋养成长

♥

　　进一步落实本书的原则的一种方法是组织女性赋权支持小组，使女性能有机会通过各种练习来发现她们的限制性信念，使用肯定语来改变旧有的信念，享受生活中的美妙变化，并与他人分享这个过程。而小组的互动也提供美好的能量来支持改变。

　　你不必完美无缺才能组织自己的小组，但你确实必须在自己的生活中运用这些观念和原则，渴望与他人分享这些信息，并拥有敞开的心和倾听的意愿。带领一个小组对带领人和参与者都是一种成长的过程。因此你可以期待"自己的问题"被引爆出来。真是太好了！这些都是让疗愈和成长的过程持续下去的机会。要记住，爱自己和爱他人是我们在地球上最重要的任务。

女性赋权支持小组可以是几个女性朋友的轻松聚会，每周聚会一次。小组交流的内容可以根据本书的内容进行，你可能希望每周讨论不同的章节。你还可以找到其他有用的资源，包括我的其他书，例如《生命的重建》（*You Can Heal Your Life*）和《生命的重建：正念篇》（*Life! Reflections on Your Journey*）。

不要把支持小组当成大家可以坐在一起"比惨"的地方，相反地，请把这个小组当作你成长过程中的一个垫脚石。助长旧有的模式、看谁的生活在这一周过得比较惨是没有好处的。请用这个小组来支持正向的改变。

通用的准则

首先,最重要的一个练习是找出你相信什么。这可能会令你大开眼界。在你的笔记本中放几张完整的空白纸,并在每一张纸上方标记"我对……的信念"。

(一)男人

(二)女人

(三)我自己

(四)人际关系

(五)承诺

(六)婚姻

(七)家庭

(八)孩子

(九)工作

(十)金钱

（十一）成功

（十二）投资

（十三）健康

（十四）老化

（十五）死亡

这些信念是你内心深处的潜意识规则，它们指引着你的生活。除非你能看出并消除自己持有的消极信念，否则你无法在生活中做出积极的改变。

当所有清单都大致完成后，将它们从头到尾读一遍。把每个滋养你和支持你的信念用星号标记起来，它们是你想要保留并加强的信念。

把每个对你的目标有负面和不利影响的信念打钩，它们是阻碍你充分发挥自己的潜能的信念，也是你希望消除并重新设定的信念。

你可能希望添加更多的主题，或者想要每周处理一个主题，让每个人有时间讨论她们的清单。

以下是一些建议，提供给想要开始组织支持小组的人

参考:

(一)建立一个安全的分享空间。做法包括要求每个人做出保密的承诺,分享你自己的一些心路历程,并明确地指出小组是我们卸下面具的地方。没有人被期待过着"完美"的生活;这个小组是在学习如何以新的方式处理生活中的问题。聚会的地点可以是教堂或你家的客厅、会议室。

(二)培养不批判和接纳的态度。不要告诉任何小组成员"应该"做什么,而是提供能帮助她们改变想法和观点的方法。如果觉得受到批判,她们会立即产生抗拒。

(三)在每次小组交流之前,先集中注意力。使用诸如"灵性会在每次的交流中从头到尾引导我的思维、言语和行动"和"我相信我内在的神圣智慧会在我带领小组时指引我"之类的肯定语。若小组交流中出现某种困难时,请立刻做深呼吸,并想一个正向的肯定语。

(四)小组开始时,你可以建议以下的事项:

- ◆ 请大家准时!
- ◆ 承诺参加所有的交流,因为连续性很重要。

◆ 专心倾听，尊重每位女性的分享。

◆ 在某人发言时不要交叉谈话。

◆ 请每个人对小组中分享的内容保密，让参与者在分享时感到安全是很重要的。

◆ 重点放在分享问题之所在，而不是整个"故事"。

◆ 使用"我"陈述法，例如"我觉得……"而不是"他们让我……"

◆ 尊重时间，同时也尊重其他人有机会分享的需要。

（五）在每次交流中让每个人都有时间分享是很重要的。如果小组人数较多，你可以将她们分成五人或六人一组来进行练习或分享。

（六）偶尔小组中会出现说话滔滔不绝或捣乱的人。要体认到，这种想要支配小组的人之所以如此，是因为她们害怕自己不够好或不够受到关注。最好是在小组交流结束后单独与这位女士谈一谈。你可以用充满爱的方式说："我很感谢你跟大家分享这么多内容。不过，我担心其他那些不那么有自信的人可能会感到拘谨。所以下周，你是否可以让其他人发言,让她们先分享呢?谢谢。"此外,请这位女士协助你做某项工作也可能有帮助。

(七)体验式功课是最重要的觉察方法。在每次小组交流中,都提供一种诸如镜子功课、内在小孩冥想、"应该"练习等之类的体验式练习。

(八)要有弹性。在小组交流的过程中,事情可能不会完全按照你的计划进行。因为神圣的正确行动总是在发生。要学会信任这个过程,它就会顺利进行!

(九)经常密切注意你自己的反应。当你感到焦虑或信心不足时,就做几次深呼吸,放轻松,然后默默地说一个正向的肯定语。

(十)不要与那些似乎想停留在困境中的人争论。试着别让自己因为别人的小题大做而感到灰心。身为小组的带领人,你必须学会坚守这一认知:无论外在的状况如何,每个人都可以疗愈。事实的真相是,灵性的力量比身体的不适、金钱的困难或关系的问题更强大!

(十一)培养幽默感!笑声是获得不同观点的绝妙方式。

（十二）小组中的女性通常会有一些非常深层的情绪需要表达和释放。如果你想帮助其他人释放这些情绪，那么具备处理悲伤、生气和暴怒的表达的能力是很重要的。若你发现自己害怕那些深层的情绪，你可能需要找信任的治疗师来帮助你探索这种恐惧。

（十三）每次小组交流结束后，去镜子前告诉你自己做得有多好，尤其是初次带领小组时。

（十四）用冥想或集中精力的环节来开始及结束小组交流。它可以是简单地请每个人闭上眼睛，深呼吸片刻。我喜欢让每个人手牵着手，并请她们去感受旁边那个人的手的能量。然后我会提醒她们，这里的每个人都想要同样的东西。每个女人都想要健康、成功、付出爱和接受爱，并以令自己感到满足的方式有创意地展现自己。结束冥想时，我会提醒她们，我们每个人（包括我自己）都学到了能改善生活质量的东西。一切都很好，我们是安全的。

（十五）每个小组都是不同的，每次交流也会是不同的。因此要学会随着当前的小组和交流的能量流动。

（十六）每次的交流，你将需要：

- 播放冥想的录音和音乐的音响
- 手持镜或全身镜
- 纸和笔
- 几盒面纸
- 营造神圣的氛围的蜡烛或焚香（可有可无）

（十七）请参与者每次交流时都带一本日记和一面手持镜。她们也可以携带用来冥想的坐垫，以及一个用来拥抱的填充动物娃娃！

练习：我对男人的信念

练习：我对女人的信念

练习：我对我自己的信念

练习：我对人际关系的信念

练习：我对承诺的信念

练习：我对婚姻的信念

练习：我对家庭的信念

练习：我对孩子的信念

练习：我对工作的信念

练习：我对金钱的信念

练习：我对成功的信念

练习：我对投资的信念

练习：我对健康的信念

练习：我对老化的信念

练习：我对死亡的信念

附录

Appendix

结语

我们总是认为自己有许多问题。然而,所有的问题都可归纳为人生的四个范畴:爱、健康、成功和自我表达。因此,尽管这一切看起来似乎令人难以招架,但其实我们只需要解决这四个范畴的问题。其中爱是最重要的。当我们爱自己时,爱别人也会变得轻而易举,同时也容易获得他人的爱。如此一来,我们的人际关系和工作环境也会获得改善。此外,爱自己也是维持健康的关键。事实上,当我们爱自己并热爱生命时,我们就与宇宙的繁荣昌盛建立了联系。爱自己使我们能表达自己,并让我们以令人深感满足的方式发挥创造力。

我们都是拓荒者！

我个人觉得，每位女性今天都是拓荒者。早期的女性拓荒者开辟道路。她们冒着风险，面对孤独和恐惧；她们过着贫困和艰难的生活，并且必须帮忙建造遮风挡雨的地方以及寻找食物。即使结了婚，她们的男人也经常长时间不在身边。女人不得不自力更生，照顾自己和孩子，她们必须寻找自己的资源。她们为定居在这个国家奠定了基础，没有这些勇敢的女性，男人将永远无法使美国成为今天的样貌。

如今的女性拓荒者就像你我一样。我们有极好的机会实现自我，并带来性别的平等。我们想要在自己立足的地方发光发热，让所有女性的生活都变得更美好。如果生命正在将女性推向新层次的成就和自由，那么其中必有深意。我们必须找到利用这个时机的方法，我们需要新的生活地图。社会正在进入全新的未知领域。我们正在开始了解，我们能实现哪些想法。因此，带上你的指南针，加入我们的行列。无论我们来自社会的哪个阶层，我们都可以成为绘制地图的人和带领者。

我们独自来到这世界，也独自离开这世界。而如何填满这之间的空间，是我们自己的选择。我们的创造力和可能性是无限的，我们希望在自己的能力中找到快乐。我们许多人在成长过程中都被灌输一种想法，认为我们无法照顾自己。知道我们能照顾自己，这种感觉真是太棒了！我们必须经常对自己说："不管发生什么事，我都知道我能处理它。"

在情感成熟度的层面，这一世代的女性处于进化的最高峰。现在是我们有史以来最好的状态，也是我们塑造自己的命运的绝佳时机。我们现在的进步将为各地的女性设立新的标准。人生有许多可能性是超出我们目前的想象或体会的。我们现在拥有女性前所未有的机会，也是与其他女性携手一起改善所有女人的生活的时候了！如此一来，男人的生活也将获得改善。因为当女人感到充实、满足和快乐时，她们也将成为美好的伴侣、出色的合作伙伴和愉快的共同生活者。而男人与平等的女人相处也将感到更加自在！

我们必须致力于加强女性之间的联系，在我们成长的路途上互相扶持。我们现在再也没有闲工夫与其他女人为博取男人的关注而互相较劲。女性在逐渐展现自己的力量。我们应该尽一切所能学习，从而将这份力量传承给我们的子子孙孙。这样女性就再也不必经历我们承受过的种种贬低和虐待，也不必再像我们的母亲、祖母和过往的女性祖先一样忍受这些痛苦。而我们唯有透过共同的努力来让女人展现自己的力量，才能实现这种新的自由和认可。

爱自己，爱你的生活！

你内在有一个聪明、强大、活泼、有能力、自信、充满活力、敏锐、令人赞叹的女性，让她出来尽情地展现自己吧！这世界正在等待着新的你。

♥ 愿你能找回自己的力量

每个母亲都重要

这个国际组织的宗旨是教育公众关注产妇的健康，呼吁大家为母亲的福祉发声，并投入社区主导的各种计划，来改善产妇获得基本护理的途径。网址：*www.everymothercounts.org*

女性创业家国际协会

这个在线平台的目的是,鼓励及支持世界各地的女性将她们的想法变成现实、建立成功的事业,并活出自己喜爱的生活。网址:*www.femaleentrepreneurassociation.com*

程序女孩

这个非营利组织提供新生和校友学习的机会,以深化她们的计算机科学技能及提高她们的信心。该组织还推出各种计划,鼓励女性从事与科技相关的工作,并提供一个支持性的同龄人和楷模人物的平台,以帮助女性取得成功。网址:*www.girlswhocode.com*

健康是新的苗条

这个在线平台涵盖了所有体现女性的赋权、健康、福祉及连接女性真实本质的一切。透过工作坊和静修营，该平台为女性提供加入社群并获得所需的工具，来转向爱自己并创造自己应得的生活的机会。网址：*www.healthyisthenewskinny.com*

青少年联盟

这是世界上历史悠久、规模最大、成效最佳的妇女志愿服务组织之一。该组织横跨四个国家的二百九十一个联盟，共有超过十四万名妇女成员。一个多世纪以来，青少年联盟一直处于社会改革的前沿，发现问题——污染、文盲、家庭暴力、没有安全网的寄养儿童——并寻找

解决方案。网址：*www.ajli.org*

妇女选民联盟

这是无党派的政治组织，鼓励人们明智且积极地参与政府事务，同时也致力于推动妇女在公共事务上的参与，并在地方和州级层面的立法优先事项和改善选举方面做出努力。地方分会的志愿者致力于登记新选民、举办社区论坛和辩论会，并为选民提供必要的选举信息。网址：*www.lwv.org*

活出你的梦想

这是在线志愿者和行动者的网址，提供灵活的行动机会来改善女性的生活。你可以根据自己有多少时间,选择你关心的事务和行动方式。他们为你提供在社区中采取行动的工具:在社交媒体上发声、捐款、签署请愿书、打印和张贴传单,或是与有需要的女性进行一对一的交流——你可以选择如何在自己的时段发挥影响力。网址:*www.liveyourdream.org*

吉娜妈妈女性艺术学校

女性艺术学校教导各个年龄层的女性,如何运用愉悦的力量来影响世界。你将学习如何运用欲望的力量而非努力来达成自己的目标。你将拥有并享受自己的愉悦、快乐和感性,并看着世界向你靠拢,而不是相反。网址:*www.mamagenas.com*

妈妈发光

这是一个整合的生活方式平台，旨在让女性透过优化身心的健康来探索她们的创造力极限，并特别关注于改善各地的女性分娩条件。该平台借由赋予那些在生活中面临转变的女性力量，来改善产妇的健康状况。其创办人是产前健康专家莱瑟姆·托马斯（Latham Thomas）。网址：*www.mamaglow.com*

全国妇女组织

作为妇女运动的基层力量，全国妇女组织致力于多项议题和多重策略的妇女权益解决之道，是美国最大的女权基层活动人士组织。网址：*www.now.org*

她应该参选

这个团体认为,各种政治倾向、种族和背景的女性应该有平等的机会参选,其目标是在二三十年之内让至少二十五万名女性参选。该团体为有抱负的政治领袖提供社区、资源和成长的机会。网址:*www.sheshouldrun.org*

国际兰馨交流协会

这是一个全球性的妇女组织,其成员志愿透过社会和经济赋权计划,来参与改善那些面临贫困、暴力和少女怀孕等问题的女性的生活。有来自一百二十多个国家和地区的约七万四千名会员,帮助推动各种社区和全球性的计划。网址:*www.soroptimist.org*

基督教女青年会

基督教女青年会一百六十多年来一直都站在当今最重要的问题的最前线，并透过倡导、当地计划和服务来改善女性的生活。全美有超过二百个地方协会，提供以性别暴力、妇女健康、种族正义、就业培训与赋权、财务素养、幼童发展、STEM女孩（指鼓励女性参与科学、技术、工程和数学领域的活动和职业）、女青年奖学金为重点的社区计划。网址：*www.ywca.org*

国际妇女会

自一九九三年成立以来，国际妇女会已帮助那些受战争和冲突影响的国家的数百万名边缘妇女，提供给她们各种支持、工具和改善生活的技能，从而使她们能从

危机和贫困走向稳定和经济上的自给自足。网址：*www.womenforwomen.org*

EMBRACE YOUR POWER-A Woman's Guide to Loving Yourself,Breaking Rules, and Bringing Good Into Your Life
By Louise L.Hay
Copyright © 1997 by Louise L. Hay
Copyright of Revised Edition © 2019 by Hay House, Inc.
Original English language publication 1997 by Hay House, Inc., California, USA

© 中南博集天卷文化传媒有限公司。本书版权受法律保护。未经权利人许可，任何人不得以任何方式使用本书包括正文、插图、封面、版式等任何部分内容，违者将受到法律制裁。

著作权合同登记号：字 18-2024-246

图书在版编目（CIP）数据

生命的重建. 女性篇 / (美) 露易丝·海著；谢明宪译. -- 长沙：湖南文艺出版社，2024.12. --ISBN 978-7-5726-2134-5

Ⅰ. R395.6-49

中国国家版本馆 CIP 数据核字第 2024R0A203 号

上架建议：畅销·心理励志

SHENGMING DE CHONGJIAN. NÜXING PIAN
生命的重建. 女性篇

著　　者：[美]露易丝·海
译　　者：谢明宪
出 版 人：陈新文
责任编辑：张子霏
出 品 方：好读文化
出 品 人：姚常伟
监　　制：毛闽峰
策划编辑：罗 元　张 翠
特约策划：张若琳
特约编辑：赵志华
营销编辑：刘 珣　焦亚楠
封面设计：陈绮清
版式设计：果 丹
出　　版：湖南文艺出版社
　　　　（长沙市雨花区东二环一段 508 号　邮编：410014）
网　　址：www.hnwy.net
印　　刷：北京美图印务有限公司
经　　销：新华书店
开　　本：787 mm×1092 mm　1/32
字　　数：108 千字
印　　张：7.5
版　　次：2024 年 12 月第 1 版
印　　次：2024 年 12 月第 1 次印刷
书　　号：ISBN 978-7-5726-2134-5
定　　价：56.00 元

若有质量问题，请致电质量监督电话：010-59096394
团购电话：010-59320018